New Health Care Management

いちばんやさしい

「介護事務」超入門

医療コンサルタント
日本医療報酬調査会
水口錠二
Joji Mizuguchi

ぱる出版

まえがき

介護保険が2000年4月に導入されてから19年目を迎えますが、2000年度には3兆9535億円であった介護給付費総額が、2018年度では10兆円を超えています。今後益々増加されることが予想されます。

このような介護にまつわる事業は、大きく2つに分かれます。介護保険が適用されるものと適用されないものになりますが、適用されるものとしては、在宅サービス・地域密着型サービス・施設サービスなどを行う事業となります。

これらのサービスを提供する施設においても内容によって経営実態に傾向があります。さらに介護保険の適用を受けないサービスを提供する施設も増加傾向にあります。食事サービス・住宅サービス・出張理美容・旅行・カルチャー・レジャー・福祉関連用具販売などかなり広範囲なサービスを実施する業者が増加しています。

このように今後益々拡大していく介護関連ビジネスにおいて就業を検討する場合、介護に関する広範囲な知識を習得する必要があります。さらに各事業の特徴を理解することが必要不可欠と考えられます。

介護事業は今後、団塊の世代が対象となるとさらに増加し、15兆円を突破することも現実味を増しています。

さらに2040年には、介護給付費は25兆円を超えることが考えられます。

今後の介護報酬改定では引き下げが予想され、市場の規模拡大とは裏腹に厳しい運営を強いられる可能性があります。

さらに、介護保険の適用外のサービスについては、今後ますます拡大が予想されます。業種も多岐にわたり、大きなビジネスチャンスと言えます。しかしながら大手も含め参入業者も増加することから、他社との差別化がビジネス成功の鍵といえます。

ポイントは、多様性・個別対応などが挙げられます。本書でも解説していますが、何かしらの介護給付を受けている方々も年々増加し、このような背景から介護関連市場は益々拡大することは確実であり、就業するチャンスが増加する業界といえます。

また、介護と医療は切り離すことができない分野であり、医療も含めた幅広い知識を習得することは、介護業界で働く上で、優位に働くことでしょう。本書が、介護業界で活躍される皆様にとって、少しでも参考になれば幸いです（本書は平成30年4月の介護報酬改定に基づいています）。

（※本書は2021年４月の介護報酬改定に基づいています。）

水口錠二

いちばんやさしい「介護事務」超入門

◎

もくじ

第2章　介護サービスの種類と介護施設の基礎知識

第3章　介護報酬算定の基礎知識

第4章　居宅サービスの算定ポイント《資料編》

第5章　練習問題に挑戦してみよう！
【介護の基礎知識＆介護報酬請求書の作成編】

序章

介護事務の仕事って何?
私にもできるの?

1 介護事務の仕事って何?

(1) 介護事務の仕事の重要性が高まっている理由

2000年4月から、国の公的な制度である介護保険制度が始まり、21年を過ぎましたが、介護の必要性はどんどん高まっています。

介護分野においても療養病床問題、職員の待遇改善など課題が山積されています。

このような中、介護事務を担当する職員の必要性は増しているといえます。

介護事務とは、老健、特養、グループホーム、デイサービスなどの介護関連施設や事業所において、専門知識を持って事務的業務に従事する人たちを指します。

各事業所や施設に事務職として就職した場合は、概ね次のような業務に従事することになります。

●介護事務の主な仕事

- **介護報酬請求**
- **受付業務**
- **問い合わせ対応**
- **総務、経理、人事**
- **他の関連機関との折衝**

この中で、特に業務の根幹となるの**介護請求事務**、いわゆるレセプトの作成になります。介護保険制度の仕組みや介護報酬の算定についてはこのあとおいおい詳しく解説していきますが、この章では介護事務を目指すうえで最低限理解しておくべき内容について記載します。

●介護事務の主な仕事

- 介護報酬請求
- 受付業務
- 問い合わせ対応
- 総務、経理、人事
- 他の関連機関との折衝

② 介護事務で必要となる知識は何?

介護報酬請求を行う上で必要な知識は次のようなものが挙げられます。

- **介護報酬制度**
- **介護保険制度**
- **介護施設と各事業所における業務内容**
- **審査機関の考え方と審査システム**

まず介護報酬ですが、原則として3年に1度改定されます。介護サービスを提供した際の請求額、介護報酬では単位と呼んでいますが、この単位が3年で見直されることになります。

(1) 介護報酬とは?

介護報酬は、

①居宅サービス
②居宅介護支援サービス
③施設サービス
④地域密着型サービス
⑤介護予防サービス
⑥地域密着型介護予防サービス
⑦介護予防支援サービス

に分類されています。

まず介護事務として働く場合は、自身が勤務する事業所は、どのような介護サービスを提供し、どの単位を算定するのかを理解しなければなりません。

（2）介護保険について理解しておくべきこととは？

次に介護保険制度ですが、先にも述べたように2000年4月からスタートしています。そこでは、

①介護保険の仕組みはどのようなものか？
②対象者は？
③介護保険の保険者は？

など介護事務職員として理解しておかなければいけない事項や関連する法律知識はかなり広範囲といえます。

法律に関していえば、介護保険法だけではなく医療保険に関する知識も必要になります。これは多くの要介護者や要支援者が医療にも関係しているからで、利用者が受けたサービスによっては介護保険で請求するのか医療保険で請求するのかを判断する必要があります。介護と医療は極めて密接な関係がありますので、包括的な知識が必要になります。

（3）介護現場の仕事の中身も理解しておく必要がある？

介護施設と各事業所における業務内容としては、

①特養と老健の違いは？
②グループホームってどんな人が入所する施設？
③サ高住の種類は？
④介護事業所の役割は？

など介護業界で仕事をする上で最低限理解しておかないといけない内容になります。本書を最後までご覧いただければ理解していた

だける内容ですが、介護事務として活躍していくためには極めて重要な内容といえます。

また先にも述べた通り医療と介護は密接な関係があることから医療機関についても理解しておくことが必要です。そういった意味では医療法や健康保険法の知識も必要といえます。さらに各専門職とその業務内容についても理解しておくことが望ましいといえます。

医療や介護の分野は専門職が多く関係し、各有資格者は法により役割と権限が定められています。このようなことを理解していないと介護事業所や施設で勤務する上で支障が出ることが多くなることでしょう。

（4）介護報酬請求について理解しておきたいことは何？

審査機関の考え方と審査システムについては、やや難易度の高い仕事といえますが、介護報酬の請求は月の末日までにサービスを提供したものを翌月の10日までに**国民健康保険団体連合会**に提出します。この通称、**国保連合会**と呼ばれる組織は、各都道府県に1か所設置されています。各事業所から提出された介護報酬請求書はこの国保連合会で審査をされることになります。

この審査で請求が認められたものについて各事業所に入金されることになりますが、審査で**疑義**が生じた場合は、入金されないことも起こり得ます。これを減単位や返戻（へんれい）といいますが、減単位や返戻が多いということは、介護報酬請求事務を担当した職員の知識が脆弱であるといえます。

介護サービスを提供する施設や事業所において介護報酬請求は根幹の収入となりますので、この業務の精度が低いとした場合、施設や事業所の経営にも多大な影響を与えることになります。介護請求事務を担当する事務職員は、本書に記載したような知識を十分に習得した状態で業務にあたることが必要です。

③ 介護事務の大切な仕事である受付業務とは何か

どのような組織においても受付の果たす役割は重要です。特に医療施設や介護施設においての受付はその施設の第一印象を決めてしまうことになりますので、きわめて重要度が高くなります。

例えば、施設見学に来られた方が最初に接触した受付の職員に良いイメージを持たなかった場合、その方は入所されるでしょうか? もちろん、このことだけで入所先を決定するわけではありませんが、大きな影響を与えることは間違いないといえます。

また、施設や事業所に問い合わせてくる方も多くいらっしゃいます。電話というのは、相手の顔や表情が見えないことから「声」や「言葉遣い」によって印象を左右します。このようなことからもわかる通り、受付業務を担う職員は高度なコミュニケーション能力が必要です。特に**介護施設を利用される方は高齢者になりますので、特有の心理についても十分配慮した対応が必要です**。

介護施設ではなく医療機関における事例ですが、受付職員の対応が好ましくないために、収益が前年比で10%以上も低下したケースもあるくらいです。それだけ受付を担当する職員の影響が大きいといえます。

自分たちの言動や態度、行動の一つひとつが施設や事業所の経営につながっていると認識し日々の業務にあたることが必要です。

④ 介護事務の活躍の場である介護現場で働く関連職種の仕事について

介護事務として活躍する場としては、各介護系施設に留まらず、デイサービス、訪問看護ステーション、療養型病床を有する医療機関など様々です。このような介護保険が関係する事業所では、様々な専門職が勤務しています。代表的な職種について記載しておきますので、参考にしてください。介護関連事業所の詳細は第２章に記載していますので、そちらを参照してください。

（1）医師の仕事について

医師は大きく分類すると『臨床医』と『研究医』に分類されます。臨床医とは、病院に勤務したり、診療所（医院やクリニック等）を開設し、患者に接しながら病気の治療を行います。

最近では、禁煙外来などの予防医療についても担当することが多くなりました。研究医とは、大学や研究所で病気の原因や治療法といった基礎医学の研究を行っています。

それ以外にも、監察医務院と呼ばれるような施設で司法解剖と呼ばれるような業務を担当する医師もいます。医師は、医療機関のリーダー的存在であり全ての医療行為は医師の指示において行われています。

最近では、チーム医療という考え方が定着していますが、チーム医療とは医師・看護師・薬剤師・臨床検査技師・診療放射線技師・理学療法士・管理栄養士などの各専門職と連携しながら患者をサポートしていくことをいいます。医師は患者に対しての診療・治療の高度な知識が必要となりますが、判断力・統率力など生命を預かる責任感が求められます。医師の役職については、理事長や院長のほかに診療部長や医長などと呼ばれる医師もいます。
医師になるためには、大学の医学部において６年間学習し医師の国家試験を受け、２年間の初期臨床研修を受けることになります。また医療機関で勤務する医師は保険証を活用した診療をすることになりますので、保険医の登録も必要になります。

（２）薬剤師の仕事

薬剤師は病院や診療所、または薬局で医師の処方に基づき薬剤を調剤することになります。また、薬剤の服用方法や副作用、相互作用など必要な事項を患者に説明する服薬指導なども担当します。最近は調剤薬局なども多くなりましたが、薬局開設する薬剤師も多くなっています。薬剤師になるには大学の薬学部で６年の教育を受けその後国家試験に合格する必要があります。

（３）看護師の仕事

看護師は医師の指示に基づき、診療や治療の補助を行ったり、病気の方に対して看護を行うことになります。内科や外科、産科など勤務する診療科によって業務内容や必要となる知識も異なりますが、最近では専門看護師制度などもでき今後益々活躍する場が拡大すると思われます。
全国で約１２０万人いる看護職の多くは病院や診療所で勤務していますが、最近では保健所や介護関連施設、訪問看護ステーションなどにおいて従事する看護師も増加しています。
病院勤務では、24時間体制で患者をサポートする必要があるため、二交代や三交代で勤務することになります。業務がかなりハードであるため体力も必要となり人を思いやる気持ちや明るい性格なども必要といえます。看護師になるには看護系大学や専門学校で教育を受け国家試験に合格する必要があります。

（4）保健師・助産師の仕事

保健師は学校や会社、保健所などにおいて人の心と身体の健康を守るために相談や指導を行います。病院に勤務する場合は、医師や看護師と連携して看護活動なども行います。

保健師になるには看護師になってからさらに養成施設において1年の教育を受けることが必要となり、合格した場合、保健師免許が授与されます。

助産師も保健師と同様に看護師免許を取得した後、１年の養成施設において教育を受けることが必要です。業務内容としては、母体の医学的な観察・指導・ケアを行う助産・新生児の観察など妊婦から出産、育児まで母子の健康を守るのが業務となります。

（5）理学療法士（ＰＴ）の仕事

事故や病気や怪我によって身体機能に障害を持った人が社会生活を取り戻せるように身体機能の回復を援助するのが理学療法士です。

具体的には、歩行などの日常生活動作の回復を目指して訓練を担当します。理学療法士はＰＴと呼ばれることが多く、高校を卒業後、大学や専門学校において教育を受け国家試験に合格することが必要です。

（6）作業療法士（ＯＴ）の仕事

身体障害者や精神障害、発達障害、老年期障害などを持つ人に対して、機能の回復や機能低下の予防を図るのが作業療法士です。医師や理学療法士、介護福祉士と連携をとり、個人の障害の程度に合わせたリハビリメニューを作成し、工作や手芸などの作業、生活動作の訓練などを担当します。

作業療法士はＯＴと呼ばれることが多く、高校を卒業後、大学や専門学校において教育を受け国家試験に合格することが必要です。

（7）言語聴覚士（ＳＴ）の仕事

言語障害や難聴、失語、言語発達遅滞など言語聴覚の障害を持つ人に対し、機能障害から生じるコミュニケーション障害の程度を評価して、機能の改善や維持、または代わりになるような訓練を担当します。言語聴覚士はＳＴと呼ばれることが多く、厚生労働省の指定する大学や専門学校において教育を受け国家試験に合格することが必要です。

（8）柔道整復師の仕事

接骨師・整骨師・ほねつぎとして知られ、厚生労働大臣免許の下で、打撲、捻挫、挫傷、骨折、脱臼などに施術を行います。施術には医師の同意が必要で、外科的手術、投薬を行うことはできません（応急手当として施術する場合は除く）。柔道整復師になるには厚生労働大臣認定の養成学校や専門学校において教育を受け国家試験に合格することが必要です。

（9）鍼灸師の仕事

東洋医学の理論に基づいて、はり・お灸などを使用し、患者の身体の経絡上にある経穴（つぼ）に刺激を与えて、滞っている全身の血液の循環を改善させます。「はり師」と「きゅう師」はそれぞれ別の国家資格となっていますが、鍼灸師を養成している専門学校や大学などにおいて教育を受け、「はり師」と「きゅう師」の両方の国家試験に合格すると「鍼灸師」になることができます。

（10）臨床検査技師の仕事

医師の指示に従って患者の状態を調べるための検査を担当します。検査には、尿や血液などの検体を用いて行う検体検査や心電図などのように身体に装置をつけて行う生体検査があります。

このような検査を担当するのが臨床検査技師になります。高校を卒業後、指定の養成施設で３年程度の教育を受け国家試験に合格する必要があります。

（11）臨床工学技師の仕事

医師の指示に従って、人工心肺や人工呼吸器、血液透析などの生命維持管理装置の操作および保守点検を担当します。手術室業務、集中治療室業務、血液浄化業務、ＭＥ機器管理業務など広範囲にわたります。

臨床工学技師になるには厚生労働大臣指定の大学または短大、専門学校で教育を受け、国家試験に合格する必要があります。

（12）診療放射線技師の仕事

医師又は歯科医師の指示により放射線を人体に照射して病気の診断や治療に必要な情報を提供するのが診療放射線技師になります。

通常のレントゲン以外にもＣＴやＭＲＩと呼ばれる装置を使用した撮影も担当します。診療放射線技師になるには高等学校を卒業後３年程度の教育を受け、国家試験に合格する必要があります。

（13）救急救命士の仕事

災害現場や病院に向かう救急車の中で、大きな怪我を負った人や急病の人に対し、適切な救命手当をします。医師から無線で指示を受けて、一般救急隊員ではできないような高度な処置を行います。
救急救命士の国家試験を受けるには、救急救命士養成専門学校で勉強したり、大学で病理学や生理学など所定の１６科目を勉強したり、あるいは消防官として５年または２０００時間以上の救急業務に携わり、救急救命士養成所で勉強した場合に受験資格を得ることができます。

（14）栄養士の仕事

学校給食や病院、会社の食堂などで、食物や栄養についての知識を生かして、バランスの良い献立を提案し、調理業務や食生活について指導を行います。また、病院では入院患者の給食管理と入院・外来患者の栄養指導を行います。
保健所の栄養士は栄養指導員と呼ばれ、栄養の摂り方や赤ちゃんの食事の注意点などを指導します。栄養士になるには高校卒業後、大学や短大、専門学校を卒業すれば取得できます。

（15）管理栄養士の仕事

責任者として栄養士の管理、指導を行います。管理栄養士になるには、栄養士免許取得後に１～３年以上の実務経験を積むか、４年生大学で管理栄養士養成過程の教育を受けた後に国家試験に合格する必要があります。

（16）調理師の仕事

飲食店、または学校、病院などの給食施設で調理業務を行い、人々に安全な飲食物を提供します。病院では献立は栄養士、調理は調理師と分業になっています。

調理師になるには調理員として２年以上の経験を積めば国家試験を受験できるほか、専門学校や短大の専門課程で学んで申請することで取得できます。

（17）精神保健福祉士の仕事

精神科ソーシャルワーカー（ＰＳＷ）等と呼ばれ、精神的な障害のある人をサポートします。病院では入院から退院までの相談に応じ、日常生活を送るための援助を行います。病院以外では、社会復帰施設の指導員や精神保健福祉センターなどで市民のメンタルヘルス啓蒙活動に携わったりします。精神保健福祉士になるには大学等で指定科目を履修したり、養成施設で教育を受けた後、国家試験に合格する必要があります。

（18）社会福祉士の仕事

ソーシャルワーカーとも呼ばれる社会福祉専門職です。精神的・身体的・経済的なハンディキャップのある人から相談を受け、日常生活がスムーズに営めるように援助を行います。

また、行政や医療機関など各関連施設をつなぐ役割も担います。社会福祉士になるには大学等で指定科目を履修したり、養成施設で教育を受けた後、国家試験に合格する必要があります。

（19）介護支援専門員の仕事

介護支援専門員（ケアマネジャー）とは、介護保険法において要支援・要介護認定を受けた人からの相談を受け、居宅サービス計画（ケアプラン）を作成し、他の介護サービス事業者との連絡、調整等を取りまとめる人ですが、国家資格ではありません。

（20）介護福祉士の仕事

ケアワーカーとも呼ばれ、介護が必要なお年寄りや障害のある人に対して、日常生活がスムーズに営めるように介助をしたり、介護に関する相談に応じます。

他の介護職員や医療職、家族と連携するための介護計画の作成や健康管理、身辺介助、家事援助など仕事の範囲は多岐にわたります。

介護福祉士になるには厚生労働大臣が指定する養成施設を卒業するか、３年以上介護等の業務に従事し国家試験に合格する必要があります。

（21）登録販売者の仕事

薬剤師と共に、薬局や薬店、ドラッグストアなどにおいて、一般医薬品（いわゆる大衆薬や市販薬と呼ばれている薬剤）の販売を担当することができます。

一般医薬品の販売だけでなく、お客様からの相談に応じたり情報提供をするため、幅広い知識を持つ必要があります。登録販売者になるには、登録販売者試験に合格し、都道府県知事の登録を受けることが必要です。

第 1 章

ゼロからわかる
介護保険制度の基礎知識

① 介護保険制度の経緯

少子高齢化といわれ久しくなりますが、現在の日本での65歳以上の高齢者は約3,617万人になっています（2020年９月15日現在、総務省統計局より）。

これは全人口の約28.7％にもなります。日本の場合、他の国と比較しても異例のスピードで高齢化が進んでいます。

このような中、医療費についても急激な増加傾向にあり、2018年度の国民全体の医療費は43兆円を突破しています。

従来は、医療保険だけの制度しかなく現在の介護保険に該当するケースも含め医療費で賄ってきましたが、2000年4月より介護保険制度が施行されました。

介護保険制度の経緯については、次頁のようになります。介護保険制度は、３年に１回見直され過去６回の改定が行われています。

2003年、2006年の改定では介護報酬の引き下げが行われましたが、2009年・2012年改定では介護従事者の処遇改善などの財源確保として介護報酬が引き上げられましたが、2015年改定では-2.27%の引き下げが行われ、直近の2021年改定では0.7%の引き上げが行われました。

しかしながら、まだまだ介護従事者の処遇には問題が多くさらなる改善が必要と考えられます。

●介護保険制度の経緯

1997年12月	介護保険法成立
2000年 4月	介護保険制度施行
2003年 4月	介護保険料の見直し、 介護報酬の改定（引き下げ）
2005年10月	改正法の一部（施設給付の見直し）施行
2006年 4月	改正法の全面施行。介護保険料の見直し、 介護報酬の改定（引き下げ）
2008年 5月	改正法の施行（療養病床再編に伴う施設関係）
2009年 4月	介護保険料の見直し、 介護報酬の改定（引き上げ）
2012年 4月	介護報酬・指定基準等の見直し、 介護報酬の改定（引き上げ）
2014年 4月	介護報酬 消費税分引き上げ
2015年 4月	介護報酬の改定（引き下げ）、 介護保険料の見直し（引き上げ）
2018年 4月	介護報酬・基準改定、 ２期６年ぶりプラス改定める （全体の伸び率１パーセント未満）
2021年 4月	介護報酬プラス改定 改定率は0.7% COVID-19特例的対応は0.05%

② 介護保険制度の概要

①介護保険の対象者は誰か

介護保険制度では、40歳以上の方が被保険者となります。

65歳以上の方を第一号被保険者、40歳以上65歳未満の方を第二号被保険者と呼びます。

第二号被保険者については、特定疾病を有する者以外では介護サービスを受けることはできなくなっています。

特定疾病とは次頁の表のようになっています。

②特定疾病とは何か-その1

疾病名	症状、含まれる疾病など
筋萎縮性側索硬化症	運動をつかさどる神経細胞が変性、消失し、呼吸・嚥下に必要な筋肉や手足を含む全身の筋肉が萎縮していく病気
後縦靭帯骨化症	脊椎の後縦靭帯が異常骨化し、脊髄または神経根に圧迫障害を来す。頸椎に多い。上肢のしびれや痛み、知覚鈍麻などが進行する。
骨折を伴う骨粗鬆症	骨密度が極端に減少し、骨がもろくなる。閉経後の女性に多い。老化による内分泌の不調などが主な原因。前腕部や大腿骨頸部、腰椎などが骨折しやすい。骨粗鬆症があって、外力によって骨折した場合も含まれる。
多系統萎縮症	線条体黒質変性症、シャイ・ドレーガー症候群、オリーブ橋小脳萎縮症を総称する。運動失調、振戦、筋固縮、無動などを主症状とする。
初老期における認知症	アルツハイマー病、ピック病、脳血管性認知症、クロイツフェルト・ヤコブ病など。初老期に発症し、認知症を主症状とする脳の1次性変性疾患である初老期認知症のほか、脳血管障害、プリオン病、感染性疾患、腫瘍性疾患などによるものを含む。
脊髄小脳変性症	運動をスムーズに行うための調整を行う小脳、それにつながる神経経路の変性が慢性に進行し、運動失調が起こる。原因不明の神経変性疾患。
脊柱管狭窄症	脊髄の通り道である脊柱管が老化などの原因により狭窄し、神経が圧迫され、腰痛、足の痛みやしびれ、歩行障害を起こす。
早老症(ウェルナー症候群)	若年のうちに老化が進行する症候群。白内障、白髪、脱毛、糖尿病、動脈硬化などの症状が見られる。
糖尿病性神経障害、糖尿病性腎症および糖尿病性網膜症	糖尿病に慢性に合併する割合が高い疾病。それぞれ、知覚障害、腎不全、失明など重篤になりうる。

②特定疾病とは何か-その2

疾病名	症状、含まれる疾病など
脳血管疾患	脳血管の血流障害により脳実質が壊死する脳梗塞、脳血管の破綻による脳出血、くも膜下出血などがあり、意識障害、運動障害などを起こす。
パーキンソン病関連疾患	パーキンソン病、進行性核上性麻痺、大脳皮質基底核変性症を総称する。いずれも振戦、筋固縮、無動などのパーキンソン病と同様な症状が現れる。
閉塞性動脈硬化症	動脈硬化による慢性閉塞性疾患。間欠性跛行が初発症状になることが多く、病状が進行すると安静時痛、潰瘍および壊疽が出現する。
関節リウマチ	自己免疫性疾患のひとつとして考えられ、慢性に進行する多発性の関節炎。関節のこわばり、腫脹、疼痛などを起こす。末期には関節拘縮、関節強直を起こし、日常生活に著しく障害を来す難治性疾病。
慢性閉塞性肺疾患	肺気腫、慢性気管支炎、気管支喘息、びまん性汎細気管支炎。気道の狭窄などによって、主に呼気の排出に関して慢性に障害を来す疾病。
両側の膝関節または股関節に著しい変形を伴う変形性関節症	老化により膝関節の軟骨に退行変性が起こり、骨が変形し、慢性に関節炎を起こす。O脚や肥満が誘因となることが多く、中年の女性に多い。
がん末期	がんが進行して転移が広がり、治る見込みがない状態。医師が、進行性で治癒困難・不能と診断した場合に特定疾病と取り扱われる。

65歳以上の第一号被保険者は介護が必要な状態であれば原因に関係なく介護認定を受け介護保険のサービスを受けることができますが、第二号被保険者では、上記のような特定疾病が原因で介護が必要になった場合のみ介護サービスの給付が受けられることになっています。

③保険者と財源の関係

介護保険の運営主体は、市町村及び特別区となっています。財源は、社会保険方式を採用していますが、半分は公費で賄われています。

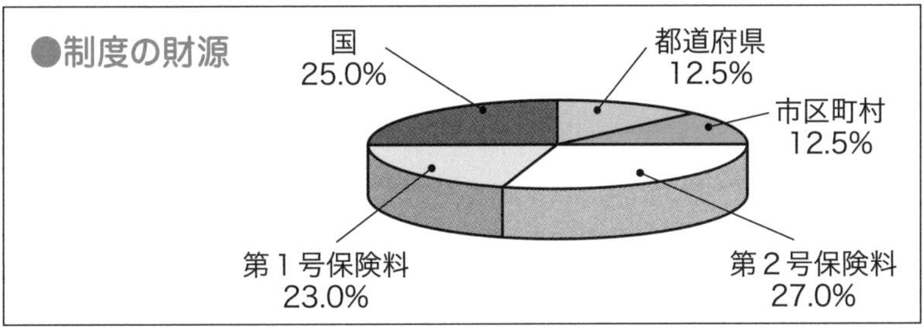

※施設等給付の場合の公費の割合は、国（20%）、都道府県（17.5%）、市区町村（12.5%）です。

市区町村の行う業務は、第一号被保険者の保険料の徴収、要介護認定、サービス提供事業者に対してのサービス費の支給などがあります。

規模の小さい市区町村の場合は、事務作業などの効率化を図るために広域連合や一部事務組合などが組織され運営されている場合もあります。

④介護保険料は個人ごとに徴収される

医療保険では、社会保険に加入している場合、被扶養者に関する保険料は徴収されていませんが、介護保険制度では個人ごとに保険料が徴収されます。

保険料の納付方法は次のようになります。

⑤第一号被保険者の介護保険料の納付方法

◎普通徴収

・被保険者が市区町村に直接納付します。
・口座振替または、納付用紙により金融機関やコンビニエンスストアで納付します。

◎特別徴収

・年金保険者が徴収されます。
・年金から天引き徴収（2ヵ月ごと）されます。

■第一号保険者の所得による保険料の段階

段　階	対　象　者	保　険　料
第１段階	生活保護受給者 市町村民税世帯非課税かつ 老齢福祉年金受給者	基準額×0．5
第２段階	市町村民税世帯非課税	基準額×0．75
第３段階	市町村民税本人非課税	基準額×1．0
第４段階	市町村民税本人課税 （被保険者本人の合計所得金額が ２００万円未満）	基準額×1．25
第５段階	市町村民税本人課税 （被保険者本人の合計所得金額が ２００万円以上）	基準額×1．5

市区町村の状況により上記以上の所得段階が設定される場合があります。

基準額に乗ずる割合は市区町村ごとに設定されます。(　)内の割合は、標準割合として厚生労働省により示されている数値です。

⑥第二号被保険者の介護保険料の納付方法

・医療保険の保険者が徴収されます（医療保険の保険料と併せて一括して給与から天引きされます）。

・集められた保険料は支払基金から市区町村に交付します（職域保険の場合は２分の１を事業主負担。地域保険の場合は、２分の１を国庫負担）。

⑦被保険者証とは何か

第一号被保険者には、65歳になる誕生月に市区町村から郵送され、全員に交付されます。

第二号被保険者には、要介護認定の申請をして要介護または要支援と認められた者に対して交付されます。また、本人が被保険者証の交付申請を行った場合も交付されます。

●介護保険被保険者証

様式第一号(第二十六条関係)

(表面)

(一)

介護保険被保険者証				
被保険者	番号			
	住所			
	フリガナ			
	氏名			
	生年月日	明治・大正・昭和　年　月　日	性別	男・女
交付年月日	平成　年　月　日			
保険者番号並びに保険者の名称及び印				

(二)

要介護状態区分等		
認定年月日 （事業対象者の場合は、基本チェックリスト実施日）	平成　年　月　日	
認定の有効期間	平成　年　月　日～平成　年　月　日	
居宅サービス等	区分支給限度基準額	
	平成　年　月　日～平成　年　月　日 1月当たり	
（うち種類支給限度基準額）	サービスの種類	種類支給限度基準額
認定審査会の意見及びサービスの種類の指定		

(三)

給付制限	内容		期間
			開始年月日　平成　年　月　日 終了年月日　平成　年　月　日
			開始年月日　平成　年　月　日 終了年月日　平成　年　月　日
			開始年月日　平成　年　月　日 終了年月日　平成　年　月　日
居宅介護支援事業者若しくは介護予防支援事業者及びその事業所の名称又は地域包括支援センターの名称			届出年月日　平成　年　月　日
			届出年月日　平成　年　月　日
			届出年月日　平成　年　月　日
介護保険施設等	種類		入所等年月日　平成　年　月　日
	名称		退所等年月日　平成　年　月　日
	種類		入所等年月日　平成　年　月　日
	名称		退所等年月日　平成　年　月　日

⑧介護報酬請求事務の流れ

サービスを提供した事業者は、そのサービスの費用（介護報酬）を保険者及び利用者に請求します。ただし、保険者への請求は、実際には市区町村から委託を受けた国保連に対して行います。

介護報酬を請求する場合、介護給付費請求書と介護給付費明細書（介護レセプト）をサービス提供月の翌月10日までに国保連に提出します。国保連から事業者への支払いは、サービス提供月の翌々月末に行われます。

なお、毎月10日の請求締切日に請求書、介護レセプトの提出が間に合わなかったり、提出漏れがあった場合などは、サービス提供月の翌々月以降に請求すること（月遅れ請求）が可能ですが、請求の時効は２年と定められています（生活保護法の介護扶助については５年）。

提出された請求内容は、国保連内に設置された介護給付費審査委員会によって審査され、不備がある場合は不備部分についてのみ返戻（提出した書類が受け付けられずに、差し戻されること）または査定（請求内容を減じて支払われること）が行われます。

サービス提供事業所作成のレセプトと居宅支援事業所作成の給付管理票は、サービス提供月の翌月10日までに国保連へ提出し、突合せ確認の後、翌月にサービス提供費が支給されます。

●チェック！　介護報酬請求事務の流れ

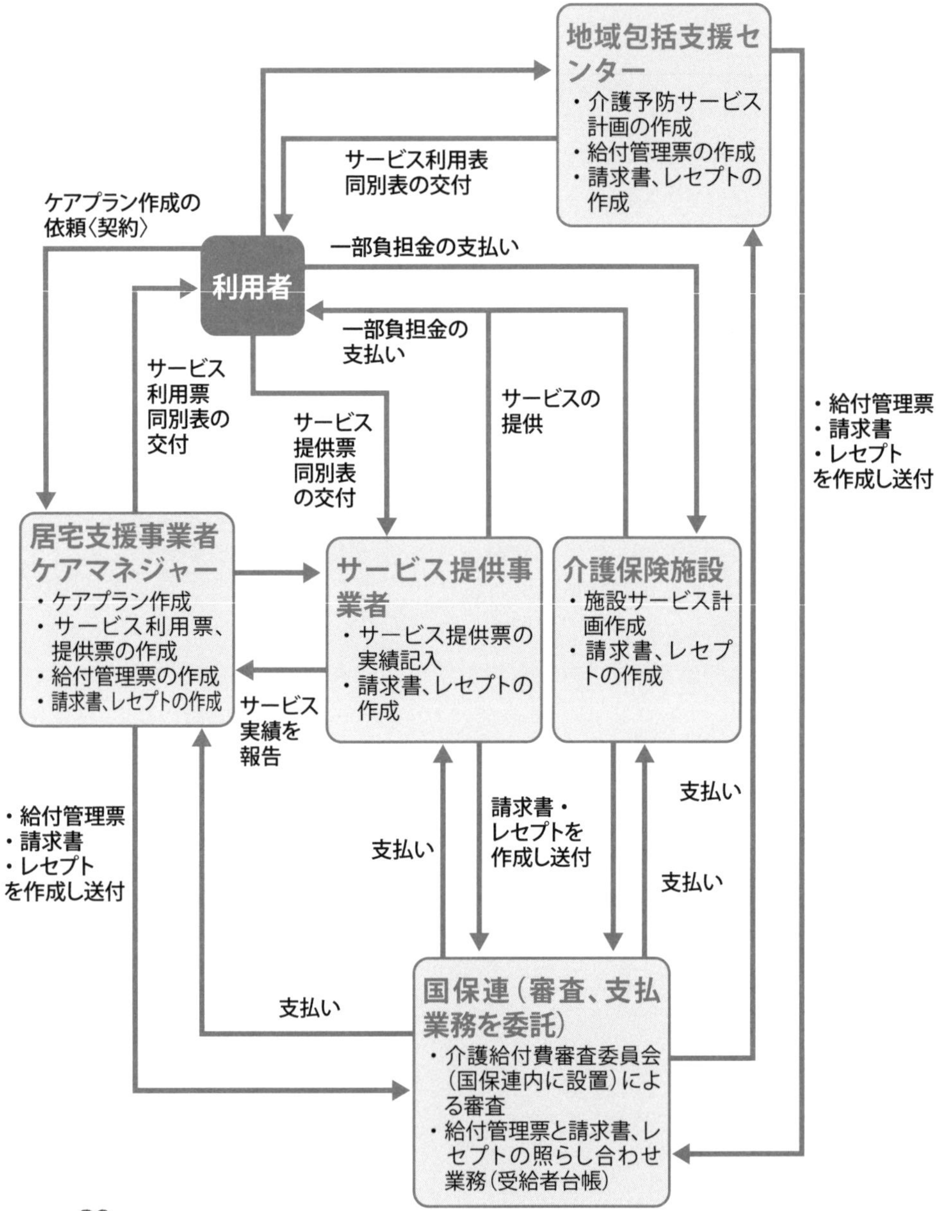

●ケアプラン作成からサービス費給付までの流れ
（例、5月1日～31日までのサービス給付）

	4月20日頃	5月1日～31日	6月1日～
利用者	ケアマネジャーとサービス内容について相談する	ケアプランに基づいてサービスを受ける	ケアマネジャーに5月分の利用状況を報告し、利用者負担分を各事業所に支払う
居宅支援事業者	利用者とサービス内容について相談した後、サービス提供事業者の調整、ケアプランを作成し、利用者とサービス提供事業者に送付する		利用者とサービス提供事業者に5月分のサービス提供実績を確認し、給付管理票を作成、10日までに国保連へ提出する
サービス提供事業者	ケアマネジャーと提供するサービスについて相談する	ケアプランに基づいて利用者にサービスを提供する	ケアマネジャーに5月分の利用状況を報告し、利用者に利用者負担分を請求するレセプトを作成し10日までに国保連へ提出

③ 要介護認定と利用手続き

介護保険のサービスの提供を受けようとするときは、医療保険の場合と異なり保険者である市区町村の認定を受けることが必要となります。

保険者である市区町村は、申請を受け付けてから原則として30日以内に認定の可否を通知しなくてはなりません。

通知は、自立を除き7段階（要支援1・2、要介護1～5）で分類されています。

要支援状態とは、要介護状態となるおそれがある状態で日常生活を営むのに支障があると見込まれる者をさします。

要介護状態とは、日常生活の基本的な動作（入浴・排泄・食事など）の全部または一部について、常時介護が必要と見込まれる状態をいいます。要支援・要介護のランクは次のように分類されています。

●その１　介護の手間に係る審査判定

１．要介護認定は、介護サービスの必要度（どれ位、介護のサービスを行う必要があるか）を判断するものです。従って、その方の病気の重さと要介護度の高さとが必ずしも一致しない場合があります。

［例］認知症の進行に伴って、問題行動がおこることがあります。例えば、アルツハイマー型の認知症の方で、身体の状況が比較的良好であった場合、徘徊をはじめとする問題行動のために介護に要する手間が非常に多くかかることがあります。しかし、身体的な問題が発生して寝たきりである方に認知症の症状が加わった場合、病状としては進行していますが、徘徊等の問題行動は発生しないため、介護の総量としては大きく増えないことが考えられます。

２．介護サービスの必要度（どれ位、介護サービスを行う必要があるか）の判定は、客観的で公平な判定を行うため、コンピュータによる一次判定と、それを原案として保健医療福祉の学識経験者が行う二次判定の二段階で行います。

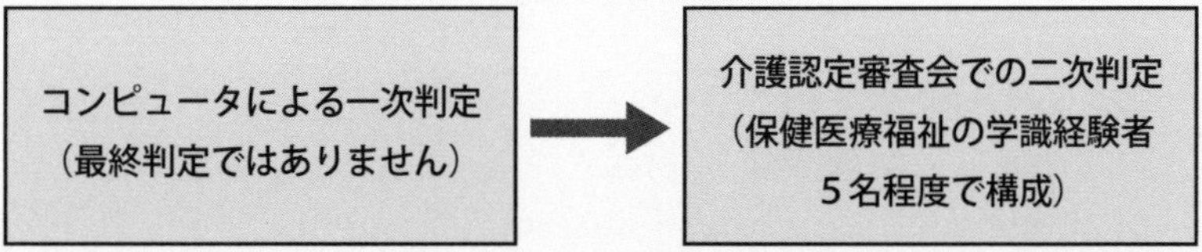

３．コンピュータによる一次判定は、その方の認定調査の結果を基に、約 3,500 人に対し行った「１分間タイムスタディ・データ」から推計します。

要介護度判定は「どれ位、介護サービスを行う必要があるか」を判断するものですから、これを正確に行うために介護老人福祉施設や介護療養型医療施設等の施設に入所・入院されている3,500人の高齢者について、48時間にわたり、どのような介護サービス（お世話）がどれ位の時間にわたって行われたかを調べました（この結果を「1分間タイムスタディ・データ」と呼んでいます）。

4．(1) 一次判定のコンピュータシステムは、認定調査の項目等ごとに選択肢を設け、調査結果に従い、それぞれの高齢者を分類してゆき、「1分間タイムスタディ・データ」の中からその心身の状況が最も近い高齢者のデータを探しだして、そのデータから要介護認定等基準時間を推計するシステムです。この方法は樹形モデルと呼ばれるものです。

樹形モデルの簡単なイメージ

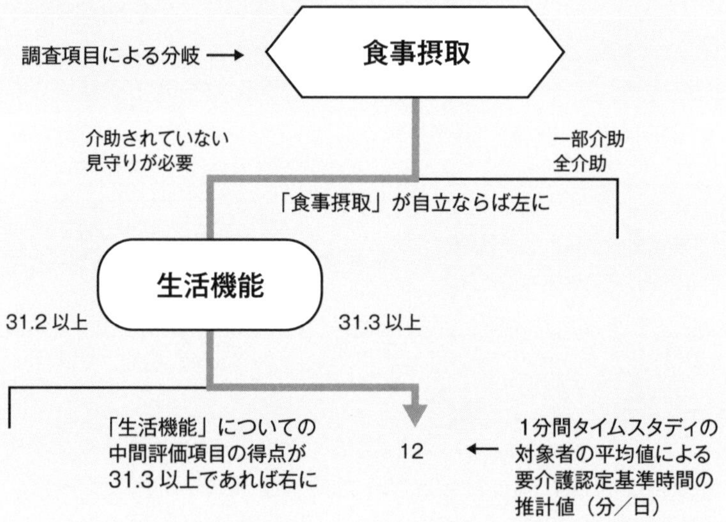

(2) 推計は、５分野（直接生活介助、間接生活介助、ＢＰＳＤ関連行為、機能訓練関連行為、医療関連行為）について、要介護認定等基準時間を算出し、その時間と認知症加算の合計を基に要支援１～要介護５に判定されます。

要支援1	要介護認定等基準時間が１日２５分以上３２分未満又はこれに相当すると認められる状態
要支援2	要介護認定等基準時間が１日３２分以上５０分未満又はこれに相当すると認められる状態
要介護1	要介護認定等基準時間が１日３２分以上５０分未満又はこれに相当すると認められる状態
要介護2	要介護認定等基準時間が１日５０分以上７０分未満又はこれに相当すると認められる状態
要介護3	要介護認定等基準時間が１日７０分以上９０分未満又はこれに相当すると認められる状態
要支援4	要介護認定等基準時間が１日９０分以上１１０分未満又はこれに相当すると認められる状態
要介護5	要介護認定等基準時間が１日１１０分以上又はこれに相当すると認められる状態

○ 要介護認定の一次判定は、要介護認定等基準時間に基づいて行いますが、これは１分間タイムスタディという特別な方法による時間であり、実際に家庭で行われる介護時間とは異なります。

○ この要介護認定等基準時間は、あくまでも介護の必要性を量る「ものさし」であり、直接、訪問介護・訪問看護等の在宅で受けられる介護サービスの合計時間と連動するわけではありません。

●その２　状態の維持・改善可能性に係る審査判定

１．予防給付対象者選定の考え方

予防給付対象者の選定は、要介護認定の枠組みの中で、介護の手間に係る審査に加え、高齢者の「状態の維持・改善可能性」の観点を踏まえた明確な基準に基づく審査・判定を通じて行う。

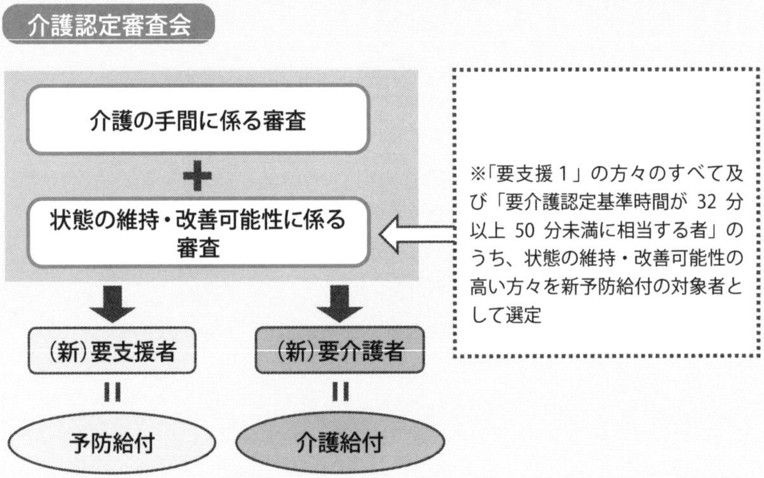

２．予防給付対象者選定手法

予防給付の対象は、「要支援１」の者すべてに加え、「要介護認定基準時間が３２分以上５０分未満に相当する者」に該当する者のうち、心身の状態が安定していない者や認知症等により予防給付等の利用に係る適切な理解が困難な者を除いた者とする。

予防給付等の適切な利用が見込まれない状態像は、以下のように考えられる。

(1) 疾病や外傷等により、心身の状態が安定せず、短期間で要介護状態等の再評価が必要な状態

• 脳卒中や心疾患、外傷等の急性期や慢性疾患の急性増悪期で不安定な状態にあり、医療系サービス等の利用を優先すべきもの

• 末期の悪性腫瘍や進行性疾患（神経難病等）により、急速に状態の不可逆的な悪化が見込まれるもの　等

これらの状態の判断は、運動器の機能向上のためのサービス等、個別サービスの利用の適格性に着目して行うのではなく、要介護状態が変動し易いため予防給付等そのものの利用が困難な事例が該当すると考えられる。

(2) 認知機能や思考・感情等の障害により、十分な説明を行ってもなお、予防給付等の利用に係る適切な理解が困難である状態

•「認知症高齢者の日常生活自立度」が概ねII以上の者であって、一定の介護が必要な程度の認知症があるもの。

• その他の精神神経疾患の症状の程度や病態により、予防給付等の利用に係る適切な理解が困難であると認められるもの

保健給付と要介護状態区のイメージ

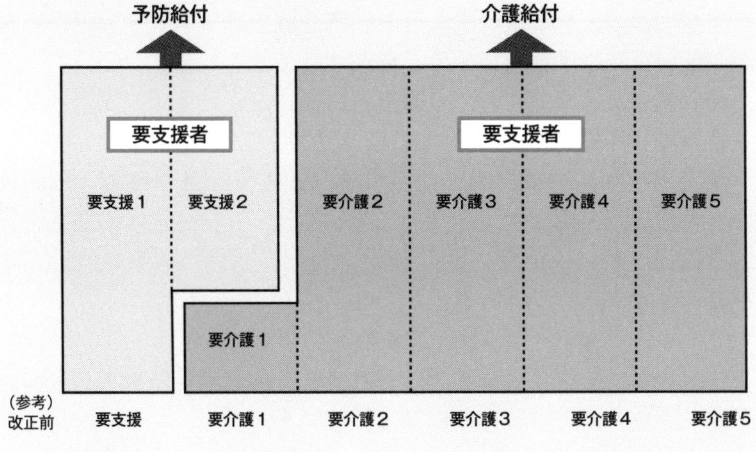

（1）要介護認定の流れ

【要介護認定の流れ】

①　申請
　　↓
②　認定調査（市区町村の認定審査員）
　　↓
③　一次判定（コンピュータ判定）
　　↓
④　二次判定（介護認定審査会の判定）及び主治医意見書
　　↓
⑤　認定（利用者への結果通知）

申請は被保険者や家族が市区町村の担当窓口や地域包括支援センターに申請書と被保険者証を提出します。

申請は、本人や家族の代わりに居宅介護支援事業者や介護保険施設の職員または民生委員などが申請することもできます。

訪問調査は、原則として市区町村の職員が行います。調査は基本調査74項目を質問形式で行います。

調査内容は、家族構成・住宅環境に加えて、身体機能・起居動作・生活機能・認知機能・精神、行動障害・社会生活への適応・特別な医療・日常生活自立度や過去14日間に受けた医療についても調査されます。

一次判定はコンピュータで行われます。訪問調査の基本調査の回答をコンピュータで分析し仮判定を行います。

二次判定では、市区町村が設置している介護認定審査会が行います。一次判定結果を基に主治医の意見書なども考慮し判定を行い、申請から30日以内に二次判定の結果とその理由、有効期間が記された「介護保険要介護認定、要支援認定等結果通知書」を利用者に通知します。

30日以内に結果通知ができない場合は、見込み期間と遅れる理由などが通知されることになります。

利用者が要介護認定の判定結果に不服がある場合には、結果通知を受け取った日の翌日から60日以内に、各都道府県に設置されている介護保険審査会に申し立てを行います。

（2）認定の有効期間

要介護認定は1度受ければずっと有効というものではなく、新規に認定を受けた場合は有効期間が原則６か月と決められていますが、必要に応じて３～12か月の範囲で決定されることもあります。

有効期間が終了しても、まだ介護が必要な状態であるときは「更新認定」を申請します。更新認定の有効期間は原則12か月と決められていますが、設定可能な有効期間として３か月～48か月とされています。

有効期間の途中で急に状態が悪化した場合は、市区町村に「認定区分変更」を申請し、要介護度の変更を求めることができます。

（3）介護サービスの利用

認定結果が要支援・要介護となった場合、介護サービスを利用することができます。居宅サービスや施設入所サービスの利用ができますが、要支援と認定された場合は、施設入所サービスを受けることはできません。

要介護１～５の認定を受けた場合は、『居宅サービス計画』いわゆるケアプランを作成します。このケアプランは自身で作成することもできますが、一般的にはケアマネジャーに依頼します。自身で作成した場合は、ケアプランを市区町村に届け出ることが必要です。その後、利用者の同意のもとに在宅サービス提供事業者と契約し、契約内容に基づいてサービスの提供を受けます。

要支援１・２の場合は、『介護予防計画』の作成を行います。介護予防計画は「地域包括支援センター」の保健師や主任介護支援専門員などが行い、サービス事業者と契約を交わしサービス提供を受けます。

サービスの開始については、申請日以降であれば提供を受けることができます。認定は申請日にさかのぼって行われるため、暫定的なケアプランを作成しサービスの提供を受けることになります。

チェックポイント！

地域包括支援センターとは何か

介護保険法で定められた地域住民の保健・福祉・医療の向上、虐待防止、介護予防マネジメントなどを総合的に行う機関である。各市区町村に設置され、保健師、主任ケアマネジャー、社会福祉士などが専門性を生かして相互連携しながら業務にあたる。

第2章

介護サービスの種種と
介護施設の基礎知識

①介護サービスの種類

介護サービスの種類は、『居宅サービス』『居宅介護支援サービス』『地域密着型サービス』『施設サービス』に分類されます。

（1）居宅サービス

・訪問サービス……訪問介護、訪問入浴介護、訪問看護、訪問リハビリテーション、居宅療養管理指導

・通所サービス……通所介護、通所リハビリテーション

・短期入所サービス……短期入所生活介護、短期入所療養介護

・その他……特定施設入居者生活介護、福祉用具貸与、特定福祉用具販売、住宅改修

・訪問介護

日常生活上の世話を行います。具体的には、入浴・排泄・食事の介護などになります。（介護福祉士・介護職員が行います）

・訪問入浴介護

浴槽を積んだ入浴車で訪問し入浴の介護を行います。（看護職員、介護職員などが行います）

・訪問看護

主治医の判断に基づき看護を行います。（看護師・理学療法士・作業療法士・言語聴覚士などが行います）

・訪問リハビリテーション

主治医の判断に基づき、心身機能の維持回復や日常生活の自立に必要なリハビリテーションを行います。（理学療法士・作業療法士・言語聴覚士などが行います）

・居宅療養管理指導

医師が介護に関する療養上の必要な指導・助言を行います。（医

師・歯科医師・薬剤師・管理栄養士・歯科衛生士などが行います)

・通所介護（デイサービス）

特別養護老人ホームやデイサービスセンターにおいて日常生活上の世話や機能訓練を行います。（生活相談員・介護職員・看護職員・機能訓練指導員などが行います）

・通所リハビリテーション（デイケア）

介護老人保健施設や医療機関において主治医の判断に基づいて心身機能の維持回復や日常生活の支援を行います。（医師・理学療法士・作業療法士・看護職員・介護職員などが行います）

・短期入所生活介護（ショートステイ）

介護老人福祉施設（特別養護老人ホームなど）において、日常生活上の世話や機能訓練を行います。（医師・生活指導員・看護職員・介護職員・栄養士・機能訓練指導員などが行います）

・短期入所療養介護（ショートステイ）

医学管理が必要な場合のショートステイで、介護老人保健施設や介護療養型医療施設などに入所します。看護や医学管理のもと介護、機能訓練その他必要な医療、日常生活上の世話を行います。（医師・薬剤師・看護職員・介護職員・栄養士・理学療法士・作業療法士などが行います）

・特定施設入居者生活介護

有料老人ホームやケアハウスなどの入居者に対するサービスで、日常生活上の世話、機能訓練、療養上の世話を行います。（生活相談員・看護職員・介護職員・機能訓練指導員などが行います）

・福祉用具貸与

車椅子、ベッドなどの福祉用具を貸与します。

・特定福祉用具販売

レンタルに向かない福祉用具（特定福祉用具・5種目※）の購入費を支給します。支給は４月１日から１年間を管理期間として10万円を限度とし、費用の９割が償還払いなります。

※特定福祉用具・５種目……腰掛便座・自動排泄処理装置（特殊尿器）の交換可能部品・入浴補助用具・簡易浴槽・移動用リフトのつり具

・住宅改修

手すりの取付けや段差解消など小規模な住宅改修の費用を20万円まで支給します。原則１人につき１回（20万円までなら何度かに分けてもよい）の支給ですが、要介護度が３段階以上上がった場合は、１人１回に限り、それまでの支給額にかかわらず、再度20万円までの給付を受けることができます。

（2）居宅介護支援サービス

介護支援専門員（ケアマネジャー）がケアプラン作成などを行います。

（3）地域密着型サービス

夜間対応型訪問介護、認知症対応型通所介護（認知症対応型デイサービス）、小規模多機能型居宅介護、認知症対応型共同生活介護（グループホーム）、地域密着型特定施設入居者生活介護、地域密着型介護老人福祉施設入所者生活介護、定期巡回・随時対応型訪問介護看護、複合型サービス。

（4）施設サービス

介護老人福祉施設、介護老人保健施設、介護療養型医療施設のいずれかに入所して受けるサービスです。

② 介護保険にかかわる施設を「人員や設備基準」から見ていこう

介護保険が関連する施設は多岐にわたり、非常に複雑です。一般の方が資料を見て判断するのは困難だといえます。まず、介護保険が関係する施設の概要を見ていきましょう。

各事業所や施設には、人員や設備の基準が設けられており、この内容を確認することで、どのようなことができるのかが判断しやすくなるといえます。

（1）訪問介護を行う事業所

「身体介護」や「生活援助」を行う事業所になります。一般的な名称としては、○○ホームヘルプサービス、○○ケアセンター、○○訪問介護事業所、○○ヘルパーステーションなどが多く見られます。また設置するには法人格が必要となりますが、営利を目的にして設立される株式会社でも申請が認められていることから株式会社○○などの名称も多く見受けられます。このような事業を営むには、「指定居宅サービス等の事業の人員設備及び運営に関する基準第2章」に定められた内容をクリアしてることが必要になります。各基準の概要については次のようになります。

【設備＆運営基準！】

・法人格………必要

・従業員………介護福祉士その他の指定訪問介護の提供にあたる従業員を常勤換算で2.5名以上

・サービス提供責任者………利用者の数が40人又はその端数を増すごとに１人以上をサービス提供責任者として常勤で専従配置。

・管理者……常勤の管理者1名

（2）訪問入浴介護、介護予防訪問入浴介護を行う事業所

自宅に浴槽など必要な機材等を持参して入浴サービスを提供する

事業所になります。自宅などにおいて介助があっても入浴が困難な方に提供するサービスなので、重度なケースが多いといえます。そのため、人員配置においても看護職員の配置が義務付けられています。「指定居宅サービス等の事業の人員設備及び運営に関する基準第3章」に定められた内容をクリアしていることが必要になります。

【設備&運営基準！】

・法人格………必要

・従業員

要介護者の場合→看護職員（看護師、准看護師）１名、介護職員２名（そのうち１名は常勤）

要支援者の場合→看護職員（看護師、准看護師）１名、介護職員１名　(そのうち１名は常勤)

・管理者………常勤の管理者１名

（３）訪問看護、介護予防訪問看護を行う事業所

病院や診療所等の医療機関が行う場合（みなし指定）や訪問看護ステーションが行う場合があります。

訪問看護を行うためには医師の指示書が必要になり、担当するのは看護師、准看護師、保健師、理学療法士、作業療法士、言語聴覚士になります。病院や診療所が行う場合、法人格は必要ではありませんが、訪問看護ステーションが当該事業を行う場合は法人格が必要となります。訪問看護では、褥瘡の予防・処置、ターミナルケア、摘便などの医療処置が受けられますが、原則として週3日が限度とされています。

ただし、末期の悪性腫瘍などに厚生労働大臣が定める疾病等に該当する場合は、週４回以上の訪問看護が認められています。

また、訪問看護は医療保険、介護保険ともに定められていますが、請求においては介護保険が優先されることになっています。根拠法令は「指定居宅サービス等の事業の人員設備及び運営に関する基準第４章」になります。

【設備&運営基準！】

◎保健医療機関の場合
・法人格………不要（指定があったものとみなされる。いわゆるみなし指定）
・人員基準………訪問看護に従事する、保健師、看護師、准看護師いずれか。（非常勤可、兼務可）
◎訪問看護ステーションの場合
法人格………必要（各都道府県で指定基準あり）
・人員基準
看護職員→保健師、看護師、准看護師を常勤換算で2.5人以上（うち１人は常勤）
理学療法士、作業療法士、言語聴覚士→実情に応じた必要数で配置の必要がなければ不要
・管理者………訪問看護ステーションごとに専従かつ常勤の管理者が必要

（4）訪問リハビリテーション等を行う事業所

医師の指示に基づき理学療法士や作業療法士などの職員が、患者様の自宅に出向き提供するサービスを訪問リハビリテーションと呼んでいます。

先の訪問看護と同様に医療保険、介護保険ともに設定されているサービスですが、介護保険では維持期のリハビリテーションが対象となっています。訪問リハビリテーションでは、身体機能の維持・改善、ＡＤＬ指導などのサービスが提供されます。

厚生労働省「介護給付費等実態調査（平成29年２月）」によると病院・診療所が3351施設、介護老人保健施設652施設が訪問リハビリテーションを実施しています。「指定居宅サービス等の事業の人員設備及び運営に関する基準第５章」が根拠法令になります。

【設備&運営基準！】
◎保険医療機関の場合
・法人格………不要（保険医療機関は指定があったものとみなされる。いわゆるみなし指定）

・人員基準

医師→専任の常勤医師１名以上（外来診療等の兼務可）

従業者→訪問リハビリテーションの提供にあたる理学療法士、作業療法士、言語聴覚士のいずれかの配置で実施者は非常勤でも可

◎老人保健施設、介護医療院の場合

・法人格………必要（転換の場合は不要）

・人員基準

医師→専任の常勤医師１名以上（外来診療等の兼務可）

従業者→訪問リハビリテーションの提供にあたる理学療法士、作業療法士、言語聴覚士のいずれかの配置で実施者は非常勤でも可

（5）居宅療養管理指導等を行う事業所

医師、歯科医師、薬剤師、管理栄養士、歯科衛生士、看護師が等が患家に出向き、療養上の管理・指導を行うことを居宅療養管理指導と呼んでいます。

病院や診療所などの他に薬局などが行う場合もあります。「指定居宅サービス等の事業の人員設備及び運営に関する基準６章」が根拠法令になります。

【設備＆運営基準！】

◎保険医療機関の場合

・法人格………不要（保険医療機関は指定があったものとみなされる。いわゆるみなし指定）

・人員基準

医師、歯科医師（実施者は非常勤でも可）

薬剤師（実施者は非常勤でも可）

管理栄養士（栄養士は不可、実施者は非常勤でも可）

歯科衛生士等（歯科衛生士、保健師、看護師、准看護師のいずれかの職員。実施者は非常勤でも可）

◎薬局の場合

・法人格………必要（指定を要する）

・人員基準………薬剤師（実施者は非常勤でも可）

（6）通所介護(デイサービス)を行う事業所

通称デイサービスと呼ばれ、特別養護老人ホームやデイサービスセンターに日帰りで通いサービスを受けます。提供されるサービスは入浴や食事、健康状態の確認、機能訓練などがあります。

法令の基本方針としては、「指定居宅サービスに該当する通所介護（以下「指定通所介護」という）の事業は、要介護状態となった場合においても、その利用者が可能な限りその居宅において、その有する能力に応じ自立した日常生活を営むことができるよう、必要な日常生活上の世話及び機能訓練を行うことにより、利用者の社会的孤立感の解消及び心身の機能の維持並びに利用者の家族の身体的及び精神的負担の軽減を図るものでなければならない。」とされています。

デイサービスを利用する人は年々増加し、2016年度においては613万8千人となっており、介護サービス受給者の多くが利用しているサービスです。「指定居宅サービス等の事業の人員設備及び運営に関する基準７章」が根拠法令になります。

【設備＆運営基準！】

・法人格………必要（指定を要する）

・人員基準………機能訓練指導員１名（理学療法士、作業療法士、言語聴覚士、看護職員、柔道整復師、あん摩マッサージ指圧師又は6カ月以上の機能訓練指導に従事したはり師、きゅう師等の有資格者）

◎定員10名以下の場合

生活相談員→提供時間帯を通じて１名

介護職員→提供時間帯を通じて１名

看護職員→提供時間帯を通じて１名（いずれか１名常勤）

◎定員11名以上の場合

生活相談員→提供時間帯を通じて１名

介護職員→定員15名までは提供時間帯を通じて１名

看護職員→通所介護の単位ごとに１名（１名は常勤）

・管理者………常勤の管理者１名
・施設基準………食堂、機能訓練室（兼用可）合計した面積が利用者１名あたり３㎡以上。
・相談室（会話内容が漏洩しない配慮が必要）

（７）通所リハビリテーション等を行う事業所

通称デイケアと呼ばれるサービスですが、病院や診療所などの医療機関や老人保健施設に通所してきた利用者に対して、リハビリテーションを提供するのが通所リハビリテーションです。このサービスを提供できるのは、先に述べた施設だけになりますが、受けられるサービスは理学療法や作業療法になることから、理学療法士（ＰＴ）、作業療法士（ＯＴ）などの配置が義務付けられています。

①病院、介護老人保健施設、介護医療院の場合
・法人格……不要（保険医療機関は指定があったものとみなされる。いわゆるみなし指定。老人保健施設、介護医療院については必要）
・人員基準
　専任常勤医師１名以上（専任常勤医師は外来診療等の兼務可）
　従業者→１単位当たり、通所リハビリテーション利用者数　専従従事者10：1
　※利用者が10名以下の場合は１以上。
　※1単位とは、同時に一体的に提供される通所リハビリテーションをいう
　※専従者にカウントできる職員は、理学療法士、作業療法士、言語聴覚士、看護師、准看護師、介護職員
　※上記は抜粋であり、その他の基準もあり。
・施設基準……利用者定員×３㎡以上の専用施設
　※老人保健施設、介護医療院においては食堂面積も算入可
②診療所の場合
・法人格……不要（保険医療機関は指定があったものとみなされる。いわゆるみなし指定）
・人員基準……医師→利用者の数が同時に10人を超える場合は、

専任常勤医師１名以上（外来診療などとの兼務可）。利用者の数が同時に10名以下の場合は、専任医師１名以上

※医師1人に対して患者１日48人以内

従業者→1単位当たり、通所リハビリテーション利用者数　専従従事者10：１

※利用者が10名以下の場合は1以上。

※１単位とは、同時に一体的に提供される通所リハビリテーションをいう

※専従者にカウントできる職員は、理学療法士、作業療法士、言語聴覚士、看護師、准看護師、介護職員

※上記は抜粋であり、その他、研修などの基準もあり。

・施設基準・・利用者定員×３㎡以上の専用施設

（8）短期入所生活介護等を行う事業所

通称、ショートステイと呼ばれるサービスです。特別養護老人ホームや介護老人保健施設、有料老人ホームに短期間入所し、食事や入浴、機能訓練などのサービスを受けることができます。単独施設と併設事業所で施設基準が一部異なりますが、特別養護老人ホームなど以外の短期入所生活介護事業所は一般企業でも行うことができますが、現実的には難しいことが多く、下記では併設事業所のケースを記載しておきます。「指定居宅サービス等の事業の人員設備及び運営に関する基準９章」が根拠法令になります。

①併設事業所の場合

・法人格……必要

・人員基準

医師１名以上

生活相談員（社会福祉主事、社会福祉士、精神保健福祉士等）

利用者定員20人未満は100：１以上（常勤換算）

看護師、准看護師、介護職員

常勤換算で利用者３：１以上（うち１人は常勤）

※夜間の配置基準あり

栄養士１名以上（４０人以下の他の社会福祉施設等の栄養士と連携を図ることで利用者の処遇に支障がない場合は配置しないことができる）

機能訓練指導員１名以上

※理学療法士、作業療法士、言語聴覚士、看護職員、柔道整復師、またはあん摩マッサージ指圧師又は6カ月以上機能訓練指導に従事した、はり師、きゅう師の資格を有する者

調理員その他の従事者……実情に応じた適当数

管理者……常勤の管理者を配置する

（9）短期入所者療養介護等を行う事業所

短期入所者療養介護についてもショートステイと呼ばれますが、短期入所生活介護との違いは、医療ケア等の医療サービスを受けられる点です。

したがって医学的管理を必要とする利用者を、療養病床を持つ病院や診療所、介護老人保健施設などが受け入れてサービスを提供します。サービスの詳細としては、検査・処置・リハビリテーション・ターミナルケア等があります。

【共通項目】

①介護老人保健施設の場合

・法人格……不要（保険医療機関に限る）

・人員基準、施設基準……介護老人保健施設の指定を受けた時点で指定を受けることになる。

②病院・診療所の場合（介護療養型医療施設の指定）

・法人格……不要（保険医療機関に限る）

・人員基準、施設基準……介護療養型医療施設の指定を受けた時点で指定を受けることになる。

③診療所の場合（一般病床）

・法人格……不要（保険医療機関に限る）

・人員基準……入院患者に対する看護要員が３：１以上

※夜間の緊急連絡体制を整備し、看護要員を１人以上配置

・施設基準……病床床面積は入院患者１人あたり6.4㎡以上
食堂（なくても可だが減算あり）
浴室
機能訓練を行う場所

（10）居宅介護支援を行う事業所

いわゆるケアマネジメントのことを居宅介護支援と呼んでいます。担当のケアマネジャーが利用者やその家族からの相談を受けて介護認定申請の手伝いやケアプランを作成します。このようなサービスを行うのが居宅介護支援事業所になります。

「指定居宅介護支援等の事業の人員及び運営に関する基準」が根拠法令になります。

①居宅介護支援事業所、要介護者に対する居宅介護支援の場合

法人格………必要

人員基準……管理者→常勤の介護支援専門員１名

※2021年以降は主任介護支援専門員

従業者→利用者35名に介護支援専門員１人を標準（うち１人は常勤）

③ 介護関連施設の「特別養護老人ホーム」と「高齢者向け賃貸住宅」

これまで介護保険に関係するサービスを提供する施設について解説してきましたが、多くの施設サービスの提供に関わっていることがわかります。この項では、介護関連施設について解説していきます。介護関連の施設や住宅は、目的によって多岐にわたっています。大別すると厚生労働省が普及を推進している特別養護老人ホームなどと、国土交通省において普及を推進している、高齢者向け賃貸住宅によって分類されます。

（1）福祉施設（老人福祉法に基づいて設置された公共施設）

1　特別養護老人ホーム（老人介護福祉施設）

一般的に特養と呼ばれている施設で、老人福祉法第25条の５に規定されています。特別養護老人ホームは、低コストで要介護者に対してサービスを提供している施設になります。

運営は地方自治体や社会福祉事業を行うことを目的として設立されている、社会福祉法人が主体となっています。他の施設では入居時に一時金などが発生する場合もありますが、特養では一時金はなく月額15万円以内で利用できることが多くなっています。

また終身利用も可能であり、待機者が多くなっている傾向にあります。施設において受けられるサービスとしては、食事・入浴・機能訓練・排泄介助・通院の付き添いなどが挙げられます。

認知症にも対応していますが、医師の配置は「入所者に健康管理及び療養上の指導を行うために必要な人数」しか配置されておらず、配置されている医師の専門外の傷病や緊急の場合などで管理者の依頼があった場合は、他の保険医療機関から医師が出向き診療に従事することになります。また、看護師を夜間に配置する規定がないために、24時間医療ケアが必要な状態にある場合は、入所することができないことになります。

①老人介護福祉施設の施設基準

・法人格……老人福祉法第25条の５に規定する特別養護老人ホーム

・人員配置

医師→入所者に健康管理及び療養上の指導をおこなうために必要な人数

生活相談員→社会福祉主事または同等能力を有する者を常勤で1名以上（入所者100：1以上）

看護師、准看護師、介護職員→入所者数によって規定あり。夜間も別途　規定あり。

栄養士→１名以上

（４０人以下の他の社会福祉施設等の栄養士と連携を図ることで、利用者の処遇に支障がない場合は配置しなくてもよい）

機能訓練指導員→理学療法士、作業療法士、言語聴覚士、看護職員、柔道整復師、またはあん摩マッサージ指圧師又は6ヵ月以上機能訓練指導に従事したはり師、きゅう師の資格を有する者）

介護支援専門員→常勤１名以上（入所者100：1を標準）

・設備基準（従来型）……定員４名以下（１人当たりの床面積は10.65㎡以上）

※ブザーなどが必要

※その他、静養室、浴室、洗面設備、便所、機能訓練室、食堂、医務室、廊下幅（1.8ｍ以上、中廊下は2.7ｍ以上）等について規定あり。

※その他、ユニット型について設備基準が定められている。

2　老人保健施設（介護保険施設）

通称、老健と呼ばれる施設で、運営は地方自治体や医療法人、社

会福祉法人などが行っています。介護保険法第８条第28項では定義が定められており、

「介護老人保健施設とは、要介護者であって、主としてその心身の機能の維持回復を図り、居宅における生活を営むことができるようにするための支援が必要である者に対し、施設サービス計画に基づいて、看護、医学的管理の下における介護及び機能訓練その他必要な医療並びに日常生活上の世話を行うことを目的とする施設。」とされています。

介護老人保健施設の人員、施設及び設備並びに運営に関する基準（平成11年厚生省令第40号）基本方針の第一条の二では、「介護老人保健施設は、施設サービス計画に基づいて、看護、医学的管理の下における介護及び機能訓練その他必要な医療並びに日常生活上の世話を行うことにより、入所者がその有する能力に応じ自立した日常生活を営むことができるようにすることとともに、その者の居宅における生活への復帰を目指すものでなければならない。」と定められています（介護老人保健施設の人員、施設及び設備並びに運営に関する基準、平成11年厚生省令第40号。）

このような規定を見てもわかる通り、老人保健施設は自宅と病院の中間に位置付けられる施設といえます。平成13年の統計データでは、95%の入所者が認知症を持っており、44.6%は寝たきりの状態にあり、入所日数は原則３カ月とされているにもかかわらず、必然的に平均在所日数は長くなり、2013年データでは311.3日でした。

入所一時金は不要で、月額15万円程度までで入居できるところが多いようです。ただし、要支援者は入所することができないことになっています。特別養護老人ホームとは異なり、医師の配置が義務付けられています。このことから他の医療施設からの診療は認められませんが、診療上必要があると判断される場合の往診は併設医療機関以外であれば可能となっています。

①介護老人保健施設（基本型）の施設基準

・法人格……地方公共団体、医療法人、社会福祉法人等

・人員配置……医師→100：１以上（うち常勤医１人以上、常勤換算可）
　薬剤師→実情に応じた必要数（300：１）
　看護師、准看護師→看護要員の総数７分の２が看護職員
　介護職員→看護要員の総数の７分の５が介護職員
　※看護＋介護３：１以上
　※夜間は看護要員２以上（40人以下でオンコール体制の場合は看護要員１以上）
　支援相談員→100：１以上（保健医療及び社会福祉に関する相当な学識経験を有する常勤職員）
　理学療法士、作業療法士、言語聴覚士→常勤換算で100：１以上
　栄養士→１名以上
（入所定員100人以下の場合は１名以上。）
　介護支援専門員→常勤１名以上（入所者100：１を標準）
　調理員、事務員、その他の従業者→実情に応じた適当数
・設備基準……療養室→定員４名以下（１人当たりの床面積は８㎡以上）
　※地階に設けてはならない等、その他の規定あり。
　※その他、浴室、洗面所、便所、機能訓練室、食堂、談話室、レクリエーションルーム、サービスステーション、診察室、耐火構造、エレベーター、階段、廊下幅（1.8ｍ以上、中廊下は2.7ｍ以上）、調理室、洗濯室、汚物処理室等について規定あり。
　※その他、介護療養型老人保健施設等に関する規定あり。

3　介護療養型医療施設

旧介護保険法第８条第26項の定義では、「介護療養型医療施設とは、療養病床等を有する病院又は診療所であって、当該療養病床等に入院する要介護者に対し、施設サービス計画に基づいて、療養上の管理、看護、医学的管理の下における介護その他の世話及び機能訓練その他必要な医療を行うことを目的とする施設」とされてい

ます。
いわゆる療養病床と呼ばれている医療施設になりますが、厚生労働省では、2017年３月末で介護療養病床約5.9万床を廃止する予定としていました。しかしながら、移行が思うように進まず、さらに2024年３月末まで移行期間を設置することになりました。今後、介護療養型保健施設、介護療養病床については経過期間において介護医療院に移行していくことになっています。
詳しくは、社保審－介護給付費分科会 第144回（平成29年８月４日）参考資料３「介護療養型医療施設及び介護医療院（参考資料）」を参照してください。

①施設基準（病院の場合）

・法人格………不要（保健医療機関に限る）

・人員基準……医師→医療法に規定する療養病床を有する病院として必要な数。

（入院患者48：１以上）

薬剤師→150：１以上

栄養士→１以上（１００床以上）

看護師、准看護師→６：１以上

介護職員→６：１以上

理学療法士、作業療法士→実情に応じた適当な数

介護支援専門員→常勤で１以上（介護療養病床の入院患者100：１以上）

②設備基準……病室→１病室の定員は4人以下で１人当たりの床面積が内法で6.4㎡以上

廊下幅→片側居室で1.8ｍ以上、両側居室で2.7ｍ以上（内法）

※その他、食堂、デイルーム、面会室、談話室、浴室、機能訓練室等について規定あり。

※別途、ユニット型について規定あり。

※診療所、老人性認知症疾患療養病床について規定あり。

第3章

介護報酬算定の基礎知識

1 介護報酬の算定方法
【ケアプランとサービスコードに基づく判定】

介護報酬は「ケアプラン」「サービスコード」に基づいて算定を行います。

<ケアプランに基づく算定>

サービスは、ケアマネジャーが作成したケアプランに基づいて行われます。

ケアプランの内容と異なるサービスを提供しても、その算定をして国保連に請求することはできません。

<サービスコードに基づく算定>

サービスコードは６桁の番号で、上２桁はサービスの種類ごとに決められたサービス種類コード、残りの４桁はサービス内容を表すサービス種類コードです。

サービスコードとは、提供するサービス内容と時間を勘案して、数字で表したものです。

居宅サービスや施設サービスなどの介護報酬は単位で定められています。

一単位は10円となります。したがって、100単位＝1,000円となりますが、実際の介護報酬の算定においては、この単位数に地域単価が設定されています。

この地域単価は、地域ごとの物価や人件費などを考慮して８段階（１級地～７級地・その他）で定められています。

たとえば、大阪市は２級地になりますが、身体介護１（20分以上30分未満）のサービスを受けた場合は次のように算定します。

（例）

身体介護1　248単位×地域単価11.12円＝2,758円となります。

1単位の単価及び地域区分については次のページを参照してください。

（1）端数処理

介護報酬の算定を行う際には、単位数に加算したり単価を乗じると端数が生じることがあります。この端数については、単位数に端数が生じた場合は、1単位未満を四捨五入し、金額に端数が生じた場合は1円未満を切り捨てることになります。

（2）介護報酬の割引

福祉系サービスの場合、介護報酬の割引を行うことができます。事業所や施設は厚生労働大臣の定める基準額より低い額でサービスを提供することを認められています。割引率は「％」で表示されます。

●割引が可能なサービス

居宅サービス 介護予防サービス	（介護予防）訪問介護 （介護予防）訪問入浴介護 （介護予防）通所介護 （介護予防）短期入所生活介護 （介護予防）特定施設入居者生活介護
施設サービス	介護福祉施設サービス
地域密着型（介護予防）サービス	夜間対応型訪問介護 （介護予防）認知症対応型通所介護 （介護予防）小規模多機能型居宅介護 （介護予防）認知症対応型共同生活介護 地域密着型特定施設入居者生活介護 地域密着型介護老人福祉施設入所者生活介護

●1単位の単価-その①

	サービスの種類	1級地	2級地	3級地	4級地	5級地	6級地	7級地	その他
介護給付	・訪問介護 ・訪問入浴介護 ・訪問看護 ・定期巡回・随時対応型訪問介護看護 ・夜間対応型訪問介護 ・居宅介護支援	11.40円	11.12円	11.05円	10.84円	10.70円	10.42円	10.21円	10.00円
介護給付	・訪問リハビリテーション ・通所リハビリテーション ・短期入所生活介護 ・認知症対応型通所介護 ・小規模多機能型居宅介護 ・看護小規模多機能型居宅介護	11.10円	10.88円	10.83円	10.66円	10.55円	10.33円	10.17円	10.00円

●１単位の単価-その②

	サービスの種類	1級地	2級地	3級地	4級地	5級地	6級地	7級地	その他
介護給付	・通所介護 ・短期入所療養介護 ・特定施設入居者生活介護 ・認知症対応型共同生活介護 ・介護福祉施設サービス ・介護保健施設サービス ・介護療養施設サービス ・地域密着型特定施設入居者生活介護 ・地域密着型介護老人福祉施設入所者生活介護	10.90 円	10.72 円	10.68 円	10.54 円	10.45 円	10.27 円	10.14 円	10.00 円
介護給付	・居宅療養管理指導 ・福祉用具貸与	10.00 円	10.00 円	10.00 円	10.00 円	10.00 円	10.00 円	10.00 円	10.00 円

※地域区分等については、報酬単価の大幅な変更を緩和する観点から、自治体の意見を聴取した上で、平成 29 年度末までは必要な経過措置を講じる

●地域区分-その①

地区区分	都道府県	地　域
1級地	東京都	23区（千代田区、中央区、港区、新宿区、文京区、台東区、墨田区、江東区、品川区、目黒区、大田区、世田谷区、渋谷区、中野区、杉並区、豊島区、北区、荒川区、板橋区、練馬区、足立区、葛飾区、江戸川区）
2級地	東京都	狛江市、多摩市、町田市
	神奈川県	横浜市・川崎市
	大阪府	大阪市
3級地	埼玉県	さいたま市
	千葉県	千葉市
	東京都	八王子市、武蔵野市、府中市、調布市、小金井市、小平市、日野市、東村山市、清瀬市、国分寺市、東久留米市、稲城市、西東京市、三鷹市、青梅市、国立市
	神奈川県	鎌倉市
	愛知県	名古屋市
	大阪府	守口市・大東市・門真市・四条畷市
	兵庫県	西宮市・芦屋市・宝塚市
4級地	茨城県	牛久市
	埼玉県	朝霞市、志木市、和光市
	千葉県	船橋市、浦安市、習志野市
	東京都	立川市、昭島市、東大和市
	神奈川県	相模原市、藤沢市、厚木市、逗子市、海老名市
	愛知県	刈谷、豊田市
	大阪府	豊中市、池田市、吹田市、高槻市、寝屋川市、箕面市
	兵庫県	神戸市
5級地	茨城県	龍ケ崎市、取手市、つくば市、守谷市、水戸市、日立市
	埼玉県	新座市、ふじみ野市
	千葉県	佐倉市、市原市、四街道市、八千代市、印西市、市川市、松戸市、栄町
	東京都	福生市、あきる野市、日の出町
	神奈川県	横須賀市、平塚市、小田原市、茅ヶ崎市、大和市、伊勢原市、座間市、寒川町、綾瀬市、愛川町
	愛知県	みよし市
	滋賀県	大津市、草津市、栗東市
	京都府	京都市
	大阪府	堺市、枚方市、茨木市、八尾市、松原市、摂津市、高石市、東大阪市、交野市
	兵庫県	尼崎市、伊丹市、川西市、三田市
	広島県	広島市、府中町
	福岡県	春日市、福岡市
6級地	宮城県	仙台市、多賀城市
	茨城県	土浦市、古河市、利根町
	栃木県	宇都宮市、下野市、野木町
	群馬県	高崎市
	埼玉県	川越市、川口市、行田市、所沢市、飯能市、加須市、東松山市、春日部市、狭山市、羽生市、鴻巣市、上尾市、越谷市、草加市、蕨市、戸田市、入間市、桶川市、久喜市、北本市、八潮市、富士見市、三郷市、蓮田市、坂戸市、幸手市、鶴ヶ島市、吉川市、白岡市、伊奈町、三芳町、宮代町、杉戸町、松伏町
	千葉県	柏市、袖ヶ浦市、酒々井市、野田市、茂原市、流山市、我孫子市、鎌ケ谷市、白井市
	東京都	武蔵村山市、羽村市、奥多摩町、瑞穂町、檜原村
	神奈川県	三浦市、秦野市、葉山町、大磯町、二宮町、清川村
	岐阜県	岐阜市
	静岡県	静岡市

●地域区分-その②

地区区分	都道府県	地　　域
6級地	愛知県	岡崎市、瀬戸市、春日井市、津島市、碧南市、安城市、西尾市、稲沢市、知立市、愛西市、北名古屋市、弥富市、あま市、大治町、蟹江町、豊明市、日進市、長久手市、東郷町、清須市、豊山町、飛島村
	三重県	津市、四日市市、桑名市、鈴鹿市、亀山市
	滋賀県	彦根市、守山市、甲賀市
	京都府	宇治市、亀岡市、向日市、長岡京市、八幡市、京田辺市、木津川市、精華町
	大阪府	岸和田市、泉大津市、貝塚市、泉佐野市、富田林市、河内長野市、和泉市、柏原市、羽曳野市、藤井寺市、泉南市、大阪狭山市、阪南市、島本町、豊能町、能勢町、忠岡町、熊取町、田尻町、岬町、太子町、河南町、千早赤阪村
	兵庫県	明石市、猪名川町
	奈良県	奈良市、大和高田市、大和郡山市、生駒市
	和歌山県	和歌山市、橋下市
	福岡県	大野城市、太宰府市、福津市、糸島市、那珂川町、粕屋町
7級地	北海道	札幌市
	茨城県	結城市、下妻市、常総市、笠間市、ひたちなか市、那珂市、筑西市、坂東市、稲敷市、つくばみらい市、大洗町、阿見町、河内町、八千代町、五霞町、境町
	栃木県	栃木市、鹿沼市、日光市、小山市、真岡市、大田原市、さくら市、壬生町
	群馬県	前橋市、伊勢崎市、太田市、渋川市、玉村町
	埼玉県	熊谷市、深谷市、日高市、毛呂山町、越生町、滑川町、川島町、吉見町、鳩山町、寄居町
	千葉県	木更津市、東金市、君津市、八街市、山武市、大網白里市、長柄町、長南町、富里市
	神奈川県	箱根町、山北町
	新潟県	新潟市
	富山県	富山市
	石川県	金沢市
	福井県	福井市
	山梨県	甲府市
	長野県	長野市、松本市、塩尻市
	岐阜県	大垣市
	静岡県	浜松市、沼津市、三島市、富士宮市、島田市、富士市、磐田市、焼津市、掛川市、藤枝市、御殿場市、袋井市、裾野市、函南町、清水町、長泉町、小山町、川根本町、森町
	愛知県	豊橋市、一宮市、半田市、豊川市、蒲郡市、犬山市、常滑市、江南市、小牧市、新城市、東海市、大府市、知多市、尾張旭市、高浜市、岩倉市、田原市、大口町、扶桑町、阿久比町、東浦町、幸田町
	三重県	名張市、いなべ市、伊賀市、木曽岬町、東員町、朝日町、川越町
	滋賀県	長浜市、野洲市、湖南市、東近江市、高島市、日野街
	京都府	城陽市、大山崎町、久御山町
	兵庫県	姫路市、加古川市、三木市、高砂市、稲美町、播磨町
	奈良県	天理市、橿原市、桜井市、御所市、香芝市、葛城市、宇陀市、山添村、平群町、三郷町、斑鳩町、安堵町、川西町、三宅町、田原本町、曽爾村、明日香村、上牧町、王寺町、広陵町、河合町
	岡山県	岡山市
	広島県	東広島市、廿日市市、海田町、坂町
	山口県	周南市
	香川県	高松市
	福岡県	北九州市、飯塚市、筑紫野市、古賀市
	長崎県	長崎市
その他の地域	すべての都道府県	そのほかの市区町村、全ての介護保険サービスで 1 単位当たりの単価は 10 円で計算となっています。

（3）高額介護サービスの自己負担限度額の見直しについて

高額介護サービスの利用者の自己負担の限度額につての見直しが、以下のようにされましたので、厚生労働省の資料を抜粋して掲載します。

介護保険制度の高額介護サービス費の自己負担限度額は、制度創設時から医療保険の高額療養費制度を踏まえて設定されている。この高額介護サービス費について、医療保険の高額療養費制度における負担限度額に合わせ、現行の現役並み所得者のうち、年収770万円以上の者と年収約1,160万円以上の者について、世帯の上限額を現行の44,400円からそれぞれ93,000円、140,100円とする見直しを行う。

＜現行＞

収入要件	世帯の上限額
現役並み所得相当（年収約 383 万円以上）	44,400 円

＜見直し後＞

収入要件	世帯の上限額
年収約1160万円以上	140,100円
年収約770万円～約1160万円	93,000円
年収約383万円～約770万円	44,400円
一般	44,400円
市町村民税世帯非課税等	24,600円
年金80万円以下等	15,000円

※ 一般区分や市町村民税世帯非課税者等の負担限度額は変更なし

利用者負担段階		所得要件	資産要件
第１段階		生活保護受給世帯 世帯（世帯を分離している配偶者を含む。以下同）全員が市町村民税非課税である老齢福祉年金受給者	かつ、預貯金等が単身で1000万円(夫婦で2000万円)以下
第２段階		世帯全員が市町村民税非課税で年金収入金額＋合計所得金額が80万円以下	かつ、預貯金等が単身で650万円(夫婦で1650万円)以下
第３段階	①	世帯全員が市町村民税非課税で年金収入金額＋合計所得金額が80万円超120万円以下	かつ、預貯金等が単身で550万円(夫婦で1550万円)以下
	②	世帯全員が市町村民税非課税で年金収入金額＋合計所得金額が120万円超	かつ、預貯金等が単身で500万円(夫婦で1500万円)以下
第４段階 (給付対象外)		世帯に課税者がいる者本人が市町村民税課税者	—

これらの改正内容の詳細、事務手続、施行時期等については、追って連絡する。また、所要の政令等の改正については、検討を進めることとする。なお、平成29年の制度改正において、一般区分のうち１割負担となる被保険者のみの世帯については、年間の負担額が見直し前の年間の最大負担額を超えることのないよう、３年間の時限措置として、446,400円（37,200円×12か月）の年間上限が設定されているが、当初の予定通り令和２年７月までの措置となる。〈厚生労働省の資料より抜粋。※５月18日現在の記述です。詳細は、厚労省HP等をご確認ください。〉

食費・居住費の助成（補足給付）に関する給付の在り方②

○ ショートステイの食費・居住費の助成（補足給付）の所得段階について、保険料の所得段階と整合させるとともに、能力に応じた負担とする観点から精緻化し、食費の本人支出額について、所得段階間の均衡を図ることとしてはどうか。

○ 具体的には、以下のようにしてはどうか。

・補足給付第３段階の年金収入額を保険料の所得段階に合わせて2つに分け（「第３段階①」・「第３段階②」。下図参照。）、その上で、第３段階②の補足給付について、介護保険三施設と同額に設定（▲710円/日）。

・食費が給付外となっているデイサービスとの均衡等の観点から、第３段階①、第２段階の助成額についても、負担能力に配慮しつつ、見直し。

・各所得区分毎の段差が300円から400円となるように調整。

（特別養護老人ホーム・多床室の場合）

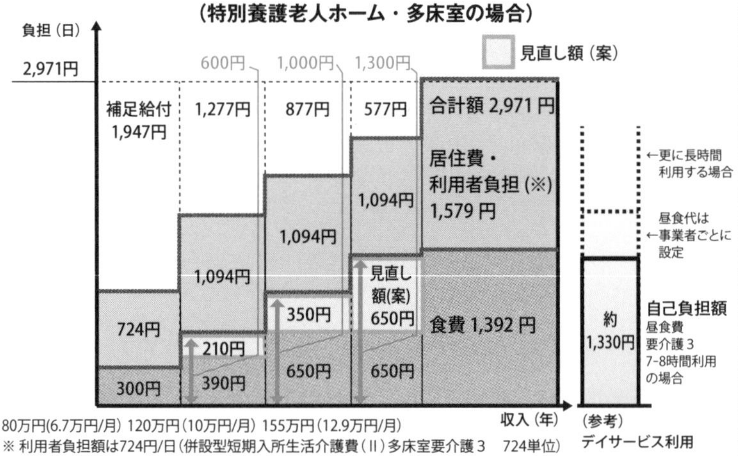

※ 利用者負担額は724円/日（併設型短期入所生活介護費（Ⅱ）多床室要介護３　724単位）

保険料段階	第１段階		第２段階 本人年金収入等８０万円超120万円以下	第３段階 本人年金収入等120万円超	第４段階 ・本人が市町村民税非課税（世帯に課税者がいる）（第４，５段階） ・本人が市町村民税課税（第６段階～）
補足給付段階（現行）	第１段階 生活保護被保護者 世帯全員が市町村民税非課税の老齢福祉年金受給者	第２段階 世帯全員が市町村民税非課税かつ本人年金収入等80万円以下	第３段階 世帯全員が市町村民税非課税かつ本人年金収入等80万円超		第４段階 世帯全員が市町村民税非課税かつ本人年金収入等80万円超
補足給付段階（見直し案）	第１段階 生活保護被保護者 世帯全員が市町村民税非課税の老齢福祉年金受給者	第２段階 世帯全員が市町村民税非課税かつ本人年金収入等80万円以下	第３段階① 世帯全員が市町村民税非課税かつ本人年金収入等**80万円超120万以下**	第３段階② 世帯全員が市町村民税非課税かつ本人年金収入等**120万円超**	第４段階 ・世帯に課税者がいる ・本人が市町村民税課税

●出典：厚労省資料より

（4）介護保険と公費負担医療の関係

公費負担医療とは、国や地方公共団体が公費（税金など）を使って医療費の一部または全額を負担することをいいます。公費負担医療を受給するためには、一定の条件を満たし、受給資格を得る必要があります。また、公費負担医療には様々な種類があり、それぞれの公費によって受給の条件が異なります。受給資格のある人は、その制度の証明書により介護保険のサービスを利用した場合も公費を受給することができます。

公費負担医療には次の2種類があります。

◎保険優先公費と公費優先公費

・保険優先公費

サービス費全額のうち、90％は介護保険から給付されます。残りの10％の利用者負担分が公費負担医療の対象になります。

施設サービスについては、公費の種類によって居住費や食費も公費負担医療の対象となります。

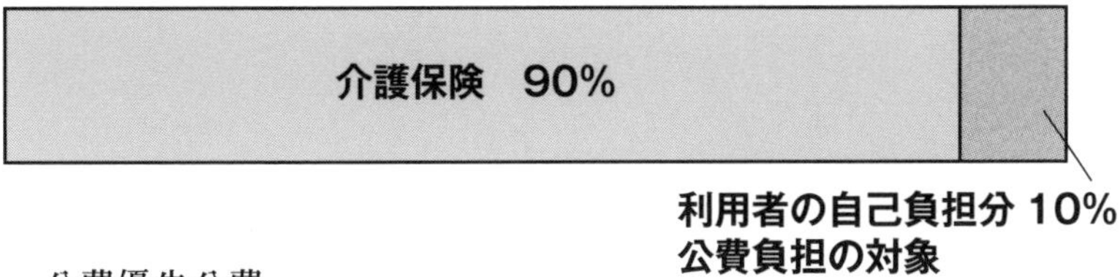

・公費優先公費

サービス費全額が公費負担となります。介護保険からの給付はありません。

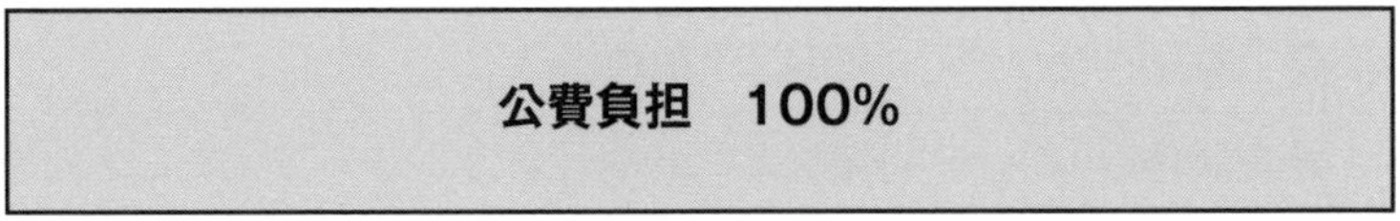

（5）支給限度基準額

介護保険には「支給限度基準額」という上限が設定されています。

これは利用者のサービス利用を制限する目的で作られています。上限設定がなければ、利用者はサービス費の１割を負担するだけで、いくらでもサービスを受けることができ、その結果、平等なサービスの提供ができなくなったり、介護保険制度の財政圧迫等の問題が生じてしまいます。支給限度基準額には厚生労働大臣が定めるもの（区分支給限度基準額・特定福祉用具販売・住宅改修の支給限度基準額）と市区町村が独自に定めるもの（種類支給限度基準額・上乗せサービス・横出しサービス）があります。

①厚生労働大臣が定める支給限度基準額

＜区分支給限度基準額（1 月につき）＞

利用者の要介護度に合わせて７段階の限度額が決められています。要介護度が重いほど上限額が上がり、たくさんのサービスが受けられるしくみです。区分支給限度基準額を超えたサービスについては、保険給付の対象にはならず全額自己負担となります。

要支援 1	5032 単位
要支援 2	10531 単位
要介護 1	16765 単位
要介護 2	19705 単位
要介護 3	27048 単位
要介護 4	30938 単位
要介護 5	36217 単位

なお、居宅療養管理指導、特定施設入居者生活介護（短期利用の場合を除く）、認知症対応型共同生活介護（短期利用の場合を除く）、地域密着型特定施設入居者生活介護、地域密着型介護老人福祉施設入所者生活介護、および訪問･通所サービスの「特別地域加算」「中山間地域に関する加算」、「介護職員処遇改善加算」、訪問看護の「ターミナルケア加算」「緊急時訪問看護加算」「特別管理加算」、短期入所療養介護の「緊急時施設療養費」「特別療養費」「特定診療費」、小規模多機能型居宅介護の「事業開始時加算」「介護職員処遇改善加算」は限度額に含まれません。

また、月途中で要介護度が変更になった場合は、重い区分の支給限度基準額が適用されます。

②市区町村が独自に定める支給限度基準額

＜種類支給限度基準額＞

サービス種類ごとに個別に上限を設定します。市区町村が独自に設定しているもので、内容は市区町村ごとに異なります。

たとえば通所介護サービスが不足している市区町村の場合、通所介護に種類支給限度基準額を設定し、利用者に公平なサービスがいきわたるようにします。

（例）通所介護に種類支給限度基準額を設定している場合

・区分支給限度基準額　→　（要介護１）16692単位

・種類支給限度基準額　→　（通所介護）1200単位

例の場合、通所介護は月間合計単位で1200単位までしか保険給付されません。

1200単位を超えて通所介護サービスを受ける場合、1200単位を超えた分は全額利用者負担となります。

＜上乗せサービス＞

市区町村が独自に条例で定めて、介護保険の対象になっているサービス（居宅サービス、介護予防サービスなど）の回数や時間を国の規定の支給限度基準額以上に増やすサービスです。
（サービスの例：訪問介護の訪問回数を増やす）

＜横出しサービス＞

市区町村が独自に条例で定めて、介護保険給付および予防給付の法定給付以外に行う特別給付および保健福祉事業のことです。
（サービスの例：給食サービス、移送サービス、理髪サービス、寝具の洗濯や乾燥、紙おむつの支給）

第 4 章

居宅サービスの算定ポイント
《資料編》

1 指定居宅サービス算定のポイント

介護保険法・指定居宅サービスに要する費用の額の算定に関する基準の一部を改正する告示（令和３年厚生労働省告示73号）、別表より（※厚生労働省HP、令和３年度介護報酬改定についての「介護報酬改定に関する省令及び告示」箇所参照）。

■指定居宅サービス介護給付費単位数表

1　訪問介護費

イ　身体介護が中心である場合

⑴　所要時間20分未満の場合　**167単位**

⑵　所要時間20分以上30分未満の場合　**250単位**

⑶　所要時間30分以上１時間未満の場合　**396単位**

⑷　所要時間１時間以上の場合　579単位に所要時間１時間から計算して所要時間30分を増すごとに84単位を加算した単位数

ロ　生活援助が中心である場合

⑴　所要時間20分以上45分未満の場合　**183単位**

⑵　所要時間45分以上の場合　**225単位**

ハ　通院等のための乗車又は降車の介助が中心である場合　**99単位**

注１　指定訪問介護事業所（指定居宅サービス等の事業の人員、設備及び運営に関する基準（平成11年厚生省令第37号。以下「指定居宅サービス基準」という。）第５条第１項に規定する指定訪問介護事業所をいう。以下同じ。）の訪問介護員等（同項に規定する訪問介護員等をいう。以下同じ。）が、利用者（介護保険法施行令（平成10年政令第412号）第３条第１項第２号に規定する厚生労働大臣が定める者（指定居宅介護等の提供に当たる者として厚生労働大臣が定めるもの（平成18年厚生労働省告示第538号。注９において「居宅介護従業者基準」という。）第１条第３号、第８号及び第13号に規定する者

を除く。）が指定訪問介護（指定居宅サービス基準第４条に規定する指定訪問介護をいう。以下同じ。）を行う場合にあっては、65歳に達した日の前日において、当該指定訪問介護事業所において事業を行う事業者が指定居宅介護（障害者の日常生活及び社会生活を総合的に支援するための法律に基づく指定障害福祉サービスの事業等の人員、設備及び運営に関する基準（平成18年厚生労働省令第171号。以下「指定障害福祉サービス等基準」という。）第４条第１項に規定する指定居宅介護をいう。）又は重度訪問介護（障害者の日常生活及び社会生活を総合的に支援するための法律（平成17年法律第123号）第５条第３項に規定する重度訪問介護をいう。注10において同じ。）に係る指定障害福祉サービス（同法第29条第１項に規定する指定障害福祉サービスをいう。注10において同じ。）の事業を行う事業所において、指定居宅介護又は重度訪問介護に係る指定障害福祉サービスを利用していた者に限る。）に対して、指定訪問介護を行った場合に、現に要した時間ではなく、訪問介護計画（指定居宅サービス基準第24条第１項に規定する訪問介護計画をいう。以下同じ。）に位置付けられた内容の指定訪問介護を行うのに要する標準的な時間で所定単位数を算定する。

２～４　（略）

５　身体介護が中心である指定訪問介護を行った後に引き続き所要時間20分以上の生活援助が中心である指定訪問介護を行った場合（イ(1)の所定単位数を算定する場合を除く。）は、イの所定単位数にかかわらず、イの所定単位数に当該生活援助が中心である指定訪問介護の所要時間が20分から計算して25分を増すごとに 67単位（ 201単位を限度とする。）を加算した単位数を算定する。

６・７　（略）

８ 別に厚生労働大臣が定める基準に適合しているものとして都道府県知事に届け出た指定訪問介護事業所が、利用者に対し、指定訪問介護を行った場合は、当該基準に掲げる区分に従い、１回につき次に掲げる単位数を所定単位数に加算する。ただし、特定事業所加算(Ⅲ)及び特定事業所加算(Ⅴ)を同時に算定する場合を除き、次に掲げるいずれかの加算を算定している場合においては、次に掲げるその他の加算は算定しない。

⑴～⑷　(略)
⑸ 特定事業所加算(Ⅴ) 所定単位数の100分の３に相当する単位数
9～13　(略)
14　イについて、利用者又はその家族等からの要請に基づき、指定訪問介護事業所のサービス提供責任者（指定居宅サービス基準第５条第２項のサービス提供責任者をいう。以下同じ。）が指定居宅介護支援事業所（指定居宅介護支援等の事業の人員及び運営に関する基準（平成11年厚生省令第38号）第２条第１項に規定する指定居宅介護支援事業所をいう。以下同じ。）の介護支援専門員と連携し、当該介護支援専門員が必要と認めた場合に、当該指定訪問介護事業所の訪問介護員等が当該利用者の居宅サービス計画（法第８条第23項に規定する居宅サービス計画をいう。以下同じ。）において計画的に訪問することとなっていない指定訪問介護を緊急に行った場合は、１回につき100単位を加算する。
15　(略)
ニ・ホ（略)
へ　認知症専門ケア加算
注　別に厚生労働大臣が定める基準に適合しているものとして都道府県知事に届け出た指定訪問介護事業所において、別に厚生労働大臣が定める者に対して専門的な認知症ケアを行った場合は、当該基準に掲げる区分に従い、１日につき次に掲げる所定単位数を加算する。ただし、次に掲げるいずれかの加算を算定している場合においては、次に掲げるその他の加算は算定しない。
⑴ 認知症専門ケア加算(Ⅰ)　**３単位**
⑵ 認知症専門ケア加算(Ⅱ)　**４単位**
ト　介護職員処遇改善加算
注　別に厚生労働大臣が定める基準に適合している介護職員の賃金の改善等を実施しているものとして都道府県知事に届け出た指定訪問介護事業所が、利用者に対し、指定訪問介護を行った場合は、当該基準に掲げる区分に従い、令和６年３月31日までの間（⑷及び⑸については、別に厚生労働大臣が定める期日までの間）、次に掲げる単位数を所定単位数に加算する。ただし、次に掲げるいずれかの加算を算定している場合においては、次に掲げるその他の加算は算定しない。

(1) 介護職員処遇改善加算（Ⅰ）　イからへまでにより算定した単位数の1000分の137に相当する単位数

(2) 介護職員処遇改善加算（Ⅱ）　イからへまでにより算定した単位数の1000分の100に相当する単位数

(3) 介護職員処遇改善加算（Ⅲ）　イからへまでにより算定した単位数の1000分の55に相当する単位数

チ　介護職員等特定処遇改善加算

注　別に厚生労働大臣が定める基準に適合している介護職員等の賃金の改善等を実施しているものとして都道府県知事に届け出た指定訪問介護事業所が、利用者に対し、指定訪問介護を行った場合は、当該基準に掲げる区分に従い、次に掲げる単位数を所定単位数に加算する。ただし、次に掲げるいずれかの加算を算定している場合においては、次に掲げるその他の加算は算定しない。

(1) 介護職員等特定処遇改善加算(Ⅰ) イからへまでにより算定した単位数の1000分の63に相当する単位数

(2) 介護職員等特定処遇改善加算(Ⅱ) イからへまでにより算定した単位数の1000分の42に相当する単位数

2　訪問入浴介護費

イ　訪問入浴介護費　**1,260単位**

注1・2　（略）

3 訪問時の利用者の心身の状況等から全身入浴が困難な場合であって、当該利用者の希望により清しき又は部分浴（洗髪、陰部、足部等の洗浄をいう。）を実施したときは、所定単位数の100分の90に相当する単位数を算定する。

4～8（略）

ロ　初回加算200単位

注　指定訪問入浴介護事業所において、新規利用者の居宅を訪問し、指定訪問入浴介護の利用に関する調整を行った上で、利用者に対して、初回の指定訪問入浴介護を行った場合は、１月につき所定単位数を加算する。

ハ　認知症専門ケア加算

注　別に厚生労働大臣が定める基準に適合しているものとして都道府県知事に届け出た指定訪問入浴介護事業所において、別に厚生労働大臣が定める者に対して専門的な認知症ケアを行った場合は、当該基準に掲げる区分に従い、１日につき次に掲げる所定単位数を加算する。ただし、次に掲げるいずれかの加算を算定している場合においては、次に掲げるその他の加算は算定しない。

⑴ 認知症専門ケア加算(Ⅰ) ３単位

⑵ 認知症専門ケア加算(Ⅱ) ４単位

ニ　サービス提供体制強化加算

注　別に厚生労働大臣が定める基準に適合しているものとして都道府県知事に届け出た指定訪問入浴介護事業所が、利用者に対し、指定訪問入浴介護を行った場合は、当該基準に掲げる区分に従い、１回につき次に掲げる所定単位数を加算する。ただし、次に掲げるいずれかの加算を算定している場合においては、次に掲げるその他の加算は算定しない。

⑴ サービス提供体制強化加算(Ⅰ)　**44単位**

⑵ サービス提供体制強化加算(Ⅱ)　**36単位**

⑶ サービス提供体制強化加算(Ⅲ)　**12単位**

ホ　介護職員処遇改善加算

注　別に厚生労働大臣が定める基準に適合している介護職員の賃金の改善等を実施しているものとして都道府県知事に届け出た指定訪問入浴介護事業所が、利用者に対し、指定訪問入浴介護を行った場合は、当該基準に掲げる区分に従い、令和６年３月31日までの間、次に掲げる単位数を所定単位数に加算する。ただし、次に掲げるいずれかの加算を算定している場合においては、次に掲げるその他の加算は算定しない。

⑴ 介護職員処遇改善加算(Ⅰ) イからニまでにより算定した単位数の1000分の58に相当する単位数

⑵ 介護職員処遇改善加算(Ⅱ) イからニまでにより算定した単位数の1000分の42に相当する単位数

⑶ 介護職員処遇改善加算(Ⅲ) イからニまでにより算定した単位数の1000分の23に相当する単位数

ヘ　介護職員等特定処遇改善加算

注　別に厚生労働大臣が定める基準に適合している介護職員等の賃金の改善等を実施しているものとして都道府県知事に届け出た指定訪問入浴介護事業所が、利用者に対し、指定訪問入浴介護を行った場合は、当該基準に掲げる区分に従い、次に掲げる単位数を所定単位数に加算する。ただし、次に掲げるいずれかの加算を算定している場合においては、次に掲げるその他の加算は算定しない。

⑴ 介護職員等特定処遇改善加算(Ⅰ) イからニまでにより算定した単位数の1000分の21に相当する単位数

⑵ 介護職員等特定処遇改善加算(Ⅱ) イからニまでにより算定した単位数の1000分の15に相当する単位数

3　訪問看護費

イ　指定訪問看護ステーションの場合

⑴　所要時間20分未満の場合　**313単位**

⑵　所要時間30分未満の場合　**470単位**

⑶　所要時間30分以上１時間未満の場合　**821単位**

⑷　所要時間１時間以上１時間30分未満の場合　**1,125単位**

⑸　理学療法士、作業療法士又は言語聴覚士による訪問の場合（１回につき）　**293単位**

ロ　病院又は診療所の場合

⑴　所要時間20分未満の場合　**265単位**

⑵　所要時間30分未満の場合　**398単位**

⑶　所要時間30分以上１時間未満の場合　**573単位**

⑷　所要時間１時間以上１時間30分未満の場合　**842単位**

ハ　指定定期巡回・随時対応型訪問介護看護事業所と連携して指定訪問看護を行う場合　**2,954単位**

注１～15（略）

ニ～ヘ（略）

ト　看護体制強化加算

注　イ及びロについて、別に厚生労働大臣が定める基準に適合しているものとして都道府県知事に届け出た指定訪問看護事業所が、医療ニーズの高い利用者への指定訪問看護の提供体制を強化した場合は 、当該基準に掲げる区分に従い、１月につき 次に掲げる所定単位数を加算する。ただし、次に掲げるいずれかの加算を算定している場合においては、次に掲げるその他の加算は算定しない。

⑴ 看護体制強化加算(Ⅰ) **550単位**

⑵ 看護体制強化加算(Ⅱ) **200単位**

チ サービス提供体制強化加算

注 別に厚生労働大臣が定める基準に適合しているものとして都道府県知事に届け出た指定訪問看護事業所が、利用者に対し、指定訪問看護を行った場合は、当該基準に掲げる区分に従い、イ及びロについては１回につき、ハについては１月につき、次に掲げる所定単位数を加算する。ただし、次に掲げるいずれかの加算を算定している場合においては、次に掲げるその他の加算は算定しない。

⑴ イ又はロを算定している場合

㈠ サービス提供体制強化加算(Ⅰ) **6単位**

㈡ サービス提供体制強化加算(Ⅱ) **3単位**

⑵ ハを算定している場合

㈠ サービス提供体制強化加算(Ⅰ) **50単位**

㈡ サービス提供体制強化加算(Ⅱ) **25単位**

4 訪問リハビリテーション費

イ 訪問リハビリテーション費（1回につき） **307単位**

注1～5（略）

6 利用者に対して、リハビリテーションを必要とする状態の原因となった疾患の治療のために入院若しくは入所した病院、診療所若しくは介護保険施設から退院若しくは退所した日（以下「退院（所）日」という。）又は法第19条第1項に規定する要介護認定（以下「要介護認定」という。）の効力が生じた日（当該利用者が新たに要介護認定を受けた者である場合に限る。以下「認定日」という。）から起算して3月以内の期間に、リハビリテーションを集中的に行った場合は、短期集中リハビリテーション実施加算として、1日につき200単位を所定単位数に加算する。

7 別に厚生労働大臣が定める基準に適合しているものとして都道府県知事

に届け出た指定訪問リハビリテーション事業所の医師、理学療法士、作業療法士、言語聴覚士その他の職種の者が共同し、継続的にリハビリテーションの質を管理した場合は、リハビリテーションマネジメント加算として、次に掲げる区分に応じ、１月につき次に掲げる単位数を所定単位数に加算する。ただし、リハビリテーションマネジメント加算(Ⅳ)については３月に１回を限度として算定することとし、次に掲げるいずれかの加算を算定している場合においては、次に掲げるその他の加算は算定しない。

(1)　リハビリテーションマネジメント加算(A)イ　**180単位**

(2)　リハビリテーションマネジメント加算(A)ロ　**213単位**

(3)　リハビリテーションマネジメント加算(B)イ　**450単位**

(4)　リハビリテーションマネジメント加算(B)ロ　**483単位**

８・９（略）

10　別に厚生労働大臣が定める基準に適合している指定訪問リハビリテーション事業所の理学療法士、作業療法士又は言語聴覚士が、当該指定訪問リハビリテーション事業所の医師が診療を行っていない利用者に対して、指定訪問リハビリテーションを行った場合は、１回につき50単位を所定単位数から減算する。

ロ　移行支援加算17単位

注　別に厚生労働大臣が定める基準に適合しているものとして都道府県知事に届け出た指定訪問リハビリテーション事業所が、リハビリテーションを行い、利用者の指定通所介護事業所（指定居宅サービス基準第93条第１項に規定する指定通所介護事業所をいう。以下同じ。）等への移行等を支援した場合は、移行支援加算として、評価対象期間（別に厚生労働大臣が定める期間をいう。）の末日が属する年度の次の年度内に限り、１日につき所定単位数を加算する。

ハ　サービス提供体制強化加算

注　別に厚生労働大臣が定める基準に適合しているものとして都道府県知事に届け出た指定訪問リハビリテーション事業所が、利用者に対し、指定訪問リハビリテーションを行った場合は、当該基準に掲げる区分に従い、１回につき次に掲げる所定単位数を加算する。ただし、次に掲げるいずれかの加算を算定している場合においては、次に掲げるその他の加算は算定しない。

⑴ サービス提供体制強化加算(Ⅰ)　**6単位**

⑵ サービス提供体制強化加算(Ⅱ)　**3単位**

5　居宅療養管理指導費

イ　医師が行う場合

⑴　居宅療養管理指導費(Ⅰ)

㈠　単一建物居住者1人に対して行う場合　**514単位**

㈡　単一建物居住者2人以上9人以下に対して行う場合　**486単位**

㈢　㈠及び㈡以外の場合　**445単位**

⑵　居宅療養管理指導費(Ⅱ)

㈠　単一建物居住者1人に対して行う場合　**298単位**

㈡　単一建物居住者2人以上9人以下に対して行う場合　**286単位**

㈢　㈠及び㈡以外の場合　**259単位**

注1　在宅の利用者であって通院が困難なものに対して、指定居宅療養管理指導事業所（指定居宅サービス基準第85条第1項第1号に規定する指定居宅療養管理指導事業所をいう。以下この注及び注3から注5までにおいて同じ。）の医師が、当該利用者の居宅を訪問して行う計画的かつ継続的な医学的管理に基づき、介護支援専門員に対する居宅サービス計画の策定等に必要な情報提供（利用者の同意を得て行うものに限る。以下同じ。）並びに利用者又はその家族等に対する居宅サービスを利用する上での留意点、介護方法等についての指導及び助言を行った場合に、単一建物居住者（当該利用者が居住する建物に居住する者のうち、当該指定居宅療養管理指導事業所の医師が、同一月に訪問診療、往診又は指定居宅療養管理指導（指定居宅サービス基準第84条に規定する指定居宅療養管理指導をいう。以下同じ。）を行っているものをいう。）の人数に従い、1月に2回を限度として、所定単位数を算定する。

2～5（略）

ロ　歯科医師が行う場合

⑴　単一建物居住者1人に対して行う場合　**516単位**

⑵　単一建物居住者2人以上9人以下に対して行う場合　**486単位**

⑶　⑴及び⑵以外の場合　**440単位**

注１　在宅の利用者であって通院が困難なものに対して、指定居宅療養管理指導事業所（指定居宅サービス基準第85条第１項第１号に規定する指定居宅療養管理指導事業所をいう。以下この注から注４までにおいて同じ。）の歯科医師が、当該利用者の居宅を訪問して行う計画的かつ継続的な歯科医学的管理に基づき、介護支援専門員に対する居宅サービス計画の策定等に必要な情報提供並びに利用者又はその家族等に対する居宅サービスを利用する上での留意点、介護方法等についての指導及び助言を行った場合に、単一建物居住者（当該利用者が居住する建物に居住する者のうち、当該指定居宅療養管理指導事業所の歯科医師が、同一月に歯科訪問診療又は指定居宅療養管理指導を行っているものをいう。）の人数に従い、１月に２回を限度として、所定単位数を算定する。

２～４（略）

ハ　薬剤師が行う場合

⑴　病院又は診療所の薬剤師が行う場合

㈠　単一建物居住者１人に対して行う場合　**565単位**

㈡　単一建物居住者２人以上９人以下に対して行う場合　**416単位**

㈢　㈠及び㈡以外の場合　**379単位**

⑵　薬局の薬剤師が行う場合

㈠　単一建物居住者１人に対して行う場合　**517単位**

㈡　単一建物居住者２人以上９人以下に対して行う場合　**378単位**

㈢　㈠及び㈡以外の場合　**341単位**

注１　在宅の利用者であって通院が困難なものに対して、指定居宅療養管理指導事業所（指定居宅サービス基準第85条第１項に規定する指定居宅療養管理指導事業所をいう。以下この注及び注４から注６までにおいて同じ。）の薬剤師が、医師又は歯科医師の指示（薬局の薬剤師にあっては、医師又は歯科医師の指示に基づき、当該薬剤師が策定した薬学的管理指導計画）に基づき、当該利用者を訪問し、薬学的な管理指導を行い、介護支援専門員に対する居宅サービス計画の策定等に必要な情報提供を行った場合に、単一建物居住者（当該利用者が居住する建物に居住する者のうち、当該指定居宅療養管理指導事業所の薬剤師が、同一月に指定居宅療養管理指導を行っているものをいう。）

の人数に従い、１月に２回（薬局の薬剤師にあっては、４回）を限度として、所定単位数を算定する。ただし、薬局の薬剤師にあっては、別に厚生労働大臣が定める者に対して、当該利用者を訪問し、薬学的な管理指導等を行った場合は、１週に２回、かつ、１月に８回を限度として、所定単位数を算定する。

２　医科診療報酬点数表の区分番号Ｃ002に掲げる在宅時医学総合管理料に規定する訪問診療の実施に伴い、処方箋が交付された利用者であって、別に厚生労働大臣が定めるものに対して、情報通信機器を用いた服薬指導（指定居宅療養管理指導と同日に行う場合を除く。）を行った場合は、注１の規定にかかわらず、１月に１回に限り45単位を算定する。

３　疼痛緩和のために別に厚生労働大臣が定める特別な薬剤の投薬が行われている利用者に対して、当該薬剤の使用に関し必要な薬学的管理指導を行った場合は、１回につき100単位を所定単位数に加算する。ただし、注２を算定している場合は、算定しない。

４　別に厚生労働大臣が定める地域に所在する指定居宅療養管理指導事業所の薬剤師が指定居宅療養管理指導を行った場合は、特別地域居宅療養管理指導として、１回につき所定単位数の100分の15に相当する単位数を所定単位数に加算する。ただし、注２を算定している場合は、算定しない。

５　別に厚生労働大臣が定める地域に所在し、かつ、別に厚生労働大臣が定める施設基準に適合する指定居宅療養管理指導事業所の薬剤師が指定居宅療養管理指導を行った場合は、１回につき所定単位数の100分の10に相当する単位数を所定単位数に加算する。ただし、注２を算定している場合は、算定しない。

６　指定居宅療養管理指導事業所の薬剤師が、別に厚生労働大臣が定める地域に居住している利用者に対して、通常の事業の実施地域（指定居宅サービス基準第90条第５号に規定する通常の事業の実施地域をいう。）を越えて、指定居宅療養管理指導を行った場合は、１回につき所定単位数の100分の５に相当する単位数を所定単位数に加算する。ただし、注２を算定している場合は、算定しない。

ニ　管理栄養士が行う場合

⑴　居宅療養管理指導費（Ⅰ）

㈠　単一建物居住者１人に対して行う場合　**544単位**

㈡　単一建物居住者２人以上９人以下に対して行う場合　**486単位**

㈢　⑴及び⑵以外の場合　**443単位**

⑵ 居宅療養管理指導費(Ⅱ)

㈠単一建物居住者１人に対して行う場合　**524単位**

㈡単一建物居住者２人以上９人以下に対して行う場合　**466単位**

㈢㈠及び㈡以外の場合　**423単位**

注１　在宅の利用者であって通院又は通所が困難なものに対して、⑴については次に掲げるいずれの基準にも適合する指定居宅療養管理指導事業所（指定居宅サービス基準第85条第１項第１号に規定する指定居宅療養管理指導事業所をいう。以下この注から注４までにおいて同じ。）の管理栄養士が、⑵については次に掲げるいずれの基準にも適合する指定居宅療養管理指導事業所において当該指定居宅療養管理指導事業所以外の医療機関、介護保険施設（指定施設サービス等に要する費用の額の算定に関する基準（平成12年厚生省告示第21号）別表指定施設サービス等介護給付費単位数表（以下「指定施設サービス等介護給付費単位数表」という。）の介護福祉施設サービスのへ、介護保健施設サービスのト若しくは介護医療院サービスのヌに規定する厚生労働大臣が定める基準に定める管理栄養士の員数を超えて管理栄養士を置いているもの又は常勤の管理栄養士を１名以上配置しているものに限る。）又は栄養士会が運営する栄養ケア・ステーションとの連携により確保した管理栄養士が、計画的な医学的管理を行っている医師の指示に基づき、当該利用者を訪問し、栄養管理に係る情報提供及び指導又は助言を行った場合に、単一建物居住者（当該利用者が居住する建物に居住する者のうち、当該指定居宅療養管理指導事業所の管理栄養士が、同一月に指定居宅療養管理指導を行っているものをいう。）の人数に従い、１月に２回を限度として、所定単位数を算定する。

イ～ハ（略）

２～４　(略)

ホ　歯科衛生士等が行う場合

⑴　単一建物居住者１人に対して行う場合　**361単位**

⑵　単一建物居住者２人以上９人以下に対して行う場合　**325単位**

⑶　⑴及び⑵以外の場合　　　　　　　　　　　　　　**294単位**

注１　在宅の利用者であって通院又は通所が困難なものに対して、次に掲げるいずれの基準にも適合する 指定居宅療養管理指導事業所（指定居宅サービス基準第85条第１項第１号注から注４までにおいて同じ。）の歯科衛生士、保健師又は看護職員　(以下「歯科衛生士等」という。）が、当該利用者に対して訪問歯科診療を行った歯科医師の指示に基づき、当該利用者を訪問し、実地指導を行った場合に、 単一建物居住者（当該利用者が居住する建物に居住する者のうち、当該指定居宅療養管理指導事業所の歯科衛生士等が、同一月に指定居宅療養管理指導を行っているものをいう。）の人数に従い、１月に４回を限度として、所定単位数を算定する。

イ～ハ　(略)

２～４（略)

６　通所介護費

イ　通常規模型通所介護費

⑴　所要時間３時間以上 ４時間未満の場合

㈠　要介護１　**368単位**

㈡　要介護２　**421単位**

㈢　要介護３　**477単位**

㈣　要介護４　**530単位**

㈤　要介護５　**585単位**

⑵　所要時間４時間以上５時間未満の場合

㈠　要介護１　**386単位**

㈡　要介護２　**442単位**

㈢　要介護３　**500単位**

㈣　要介護４　**557単位**

㈤　要介護５　**614単位**

⑶　所要時間５時間以上 ６時間未満の場合

㈠　要介護１　**567単位**

㈡　要介護２　**670単位**

㈢　要介護３　**773単位**

㈣　要介護４　　**876単位**

㈤　要介護５　　**979単位**

⑷　所要時間６時間以上７時間未満の場合

㈠　要介護１　　**581単位**

㈡　要介護２　　**686単位**

㈢　要介護３　　**792単位**

㈣　要介護４　　**897単位**

㈤　要介護５　**1,003単位**

⑸　所要時間７時間以上　８時間未満の場合

㈠　要介護１　　**655単位**

㈡　要介護２　　**773単位**

㈢　要介護３　　**896単位**

㈣　要介護４　**1,018単位**

㈤　要介護５　**1,142単位**

⑹　所要時間８時間以上９時間未満の場合

㈠　要介護１　　**666単位**

㈡　要介護２　　**789単位**

㈢　要介護３　　**911単位**

㈣　要介護４　**1,036単位**

㈤　要介護５　**1,162単位**

ロ　　大規模型通所介護費(Ⅰ)

⑴　所要時間３時間以上　４時間未満の場合

㈠　要介護１　　**356単位**

㈡　要介護２　　**407単位**

㈢　要介護３　　**460単位**

㈣　要介護４　　**511単位**

㈤　要介護５　　**565単位**

⑵　所要時間４時間以上５時間未満の場合

㈠　要介護１　　**374単位**

㈡　要介護２　　**428単位**

㈢　要介護３　**484単位**

㈣　要介護４　**538単位**

㈤　要介護５　**594単位**

⑶　所要時間５時間以上 ６時間未満の場合

㈠　要介護１　**541単位**

㈡　要介護２　**640単位**

㈢　要介護３　**739単位**

㈣　要介護４　**836単位**

㈤　要介護５　**935単位**

⑷　所要時間６時間以上７時間未満の場合

㈠　要介護１　**561単位**

㈡　要介護２　**664単位**

㈢　要介護３　**766単位**

㈣　要介護４　**867単位**

㈤　要介護５　**969単位**

⑸　所要時間７時間以上 ８時間未満の場合

㈠　要介護１　**626単位**

㈡　要介護２　**740単位**

㈢　要介護３　**857単位**

㈣　要介護４　**975単位**

㈤　要介護５　**1,092単位**

⑹　所要時間８時間以上９時間未満の場合

㈠　要介護１　**644単位**

㈡　要介護２　**761単位**

㈢　要介護３　**881単位**

㈣　要介護４　**1,002単位**

㈤　要介護５　**1,122単位**

ハ　大規模型通所介護費(Ⅱ)

⑴　所要時間３時間以上 ４時間未満の場合

㈠　要介護１　**343単位**

(二)　要介護２　**393単位**

(三)　要介護３　**444単位**

(四)　要介護４　**493単位**

(五)　要介護５　**546単位**

(2)　所要時間４時間以上５時間未満の場合

(一)　要介護１　**360単位**

(二)　要介護２　**412単位**

(三)　要介護３　**466単位**

(四)　要介護４　**518単位**

(五)　要介護５　**572単位**

(3)　所要時間５時間以上　６時間未満の場合

(一)　要介護１　**522単位**

(二)　要介護２　**617単位**

(三)　要介護３　**712単位**

(四)　要介護４　**808単位**

(五)　要介護５　**903単位**

(4)　所要時間６時間以上７時間未満の場合

(一)　要介護１　**540単位**

(二)　要介護２　**638単位**

(三)　要介護３　**736単位**

(四)　要介護４　**835単位**

(五)　要介護５　**934単位**

(5)　所要時間７時間以上　８時間未満の場合

(一)　要介護１　**604単位**

(二)　要介護２　**713単位**

(三)　要介護３　**826単位**

(四)　要介護４　**941単位**

(五)　要介護５　**1,054単位**

(6)　所要時間８時間以上９時間未満の場合

(一)　要介護１　**620単位**

㈡　要介護２　　**733単位**

㈢　要介護３　　**848単位**

㈣　要介護４　　**965単位**

㈤　要介護５　**1,081単位**

注１　イからハまでについて、別に厚生労働大臣が定める施設基準に適合しているものとして都道府県知事に届け出た指定通所介護事業所において、指定通所介護（指定居宅サービス基準第92条に規定する指定通所介護をいう。以下同じ。）を行った場合に、当該施設基準に掲げる区分に従い、利用者の要介護状態区分に応じて、現に要した時間ではなく、通所介護計画（指定居宅サービス基準第99条第１項に規定する通所介護計画をいう。以下同じ。）に位置付けられた内容の指定通所介護を行うのに要する標準的な時間で、それぞれ所定単位数を算定する。ただし、利用者の数又は看護職員若しくは介護職員の員数が別に厚生労働大臣が定める基準に該当する場合は、別に厚生労働大臣が定めるところにより算定する。

２　（略）

３　イからハまでについて、感染症又は災害（厚生労働大臣が認めるものに限る。）の発生を理由とする利用者数の減少が生じ、当該月の利用者数の実績が当該月の前年度における月平均の利用者数よりも100分の５以上減少している場合に、都道府県知事に届け出た指定通所介護事業所において、指定通所介護を行った場合には、利用者数が減少した月の翌々月から３月以内に限り、１回につき所定単位数の100分の３に相当する単位数を所定単位数に加算する。ただし、利用者数の減少に対応するための経営改善に時間を要することその他の特別の事情があると認められる場合は、当該加算の期間が終了した月の翌月から３月以内に限り、引き続き加算することができる。

４・５　（略）

６　別に厚生労働大臣が定める基準に適合しているものとして都道府県知事に届け出た指定通所介護事業所において、注５を算定している場合は、生活相談員配置等加算として、１日につき13単位を所定単位数に加算する。

７　（略）

８　別に厚生労働大臣が定める基準に適合しているものとして都道府県知事に

届け出て当該基準による入浴介助を行った場合は、当該基準に掲げる区分に従い、１日につき次に掲げる単位数を所定単位数に加算する。ただし、次に掲げるいずれかの加算を算定している場合においては、次に掲げるその他の加算は算定しない。

イ　入浴介助加算(Ⅰ)　**40単位**

ロ　入浴介助加算(Ⅱ)　**55単位**

9　別に厚生労働大臣が定める基準に適合しているものとして都道府県知事に届け出た指定通所介護事業所が、中重度の要介護者を受け入れる体制を構築し、指定通所介護を行った場合は、中重度者ケア体制加算として、１日につき45単位を所定単位数に加算する。ただし、注５を算定している場合は、算定しない。

10　別に厚生労働大臣が定める基準に適合しているものとして都道府県知事に届け出た指定通所介護事業所において、外部との連携により、利用者の身体の状況等の評価を行い、かつ、個別機能訓練計画を作成した場合には、当該基準に掲げる区分に従い、⑴については、利用者の急性増悪等により当該個別機能訓練計画を見直した場合を除き３月に１回を限度として、１月につき、⑵については１月につき、次に掲げる単位数を所定単位数に加算する。ただし、次に掲げるいずれかの加算を算定している場合においては、次に掲げるその他の加算は算定しない。また、注11を算定している場合、⑴は算定せず、⑵は１月につき100単位を所定単位数に加算する。

⑴ 生活機能向上連携加算(Ⅰ)　**100単位**

⑵ 生活機能向上連携加算(Ⅱ)　**200単位**

11　別に厚生労働大臣が定める基準に適合しているものとして都道府県知事に届け出た指定通所介護の利用者に対して、機能訓練を行っている場合には、当該基準に掲げる区分に従い、⑴及び⑵については１日につき次に掲げる単位数を、⑶については１月につき次に掲げる単位数を所定単位数に加算する。ただし、個別機能訓練加算(Ⅰ)イを算定している場合には、個別機能訓練加算(Ⅰ)ロは算定しない。

⑴ 個別機能訓練加算(Ⅰ)イ　**56単位**

⑵ 個別機能訓練加算(Ⅰ)ロ　**85単位**

⑶ 個別機能訓練加算(Ⅱ)　**20単位**

12　別に厚生労働大臣が定める基準に適合しているものとして都道府県知事に届け出た指定通所介護事業所において、利用者に対して指定通所介護を行った場合は、評価対象期間（別に厚生労働大臣が定める期間をいう。）の満了日の属する月の翌月から12月以内の期間に限り、当該基準に掲げる区分に従い、１月につき次に掲げる単位数を所定単位数に加算する。ただし、次に掲げるいずれかの加算を算定している場合においては、次に掲げるその他の加算は算定しない。

イ　ＡＤＬ維持等加算(Ⅰ)　**30単位**

ロ　ＡＤＬ維持等加算(Ⅱ)　**60単位**

13　別に厚生労働大臣が定める基準に適合しているものとして都道府県知事に届け出た指定通所介護事業所において、別に厚生労働大臣が定める利用者に対して指定通所介護を行った場合は、認知症加算として、１日につき60単位を所定単位数に加算する。ただし、注５を算定している場合は、算定しない。

14　(略)

15　次に掲げるいずれの基準にも適合しているものとして都道府県知事に届け出た指定通所介護事業所において、利用者に対して、管理栄養士が介護職員等と共同して栄養アセスメント（利用者ごとの低栄養状態のリスク及び解決すべき課題を把握することをいう。以下この注において同じ。）を行った場合は、栄養アセスメント加算として、１月につき50単位を所定単位数に加算する。ただし、当該利用者が栄養改善加算の算定に係る栄養改善サービスを受けている間及び当該栄養改善サービスが終了した日の属する月は、算定しない。

⑴　当該事業所の従業者として又は外部との連携により管理栄養士を１名以上配置していること。

⑵　利用者ごとに、管理栄養士、看護職員、介護職員、生活相談員その他の職種の者（注16において「管理栄養士等」という。）が共同して栄養アセスメントを実施し、当該利用者又はその家族に対してその結果を説明し、相談等に必要に応じ対応すること。

⑶　利用者ごとの栄養状態等の情報を厚生労働省に提出し、栄養管理の実施に当たって、当該情報その他栄養管理の適切かつ有効な実施のために必要な情報

を活用していること。

⑷　別に厚生労働大臣が定める基準に適合している指定通所介護事業所であること。

16　次に掲げるいずれの基準にも適合しているものとして都道府県知事に届け出て、低栄養状態にある利用者又はそのおそれのある利用者に対して、当該利用者の低栄養状態の改善等を目的として、個別的に実施される栄養食事相談等の栄養管理であって、利用者の心身の状態の維持又は向上に資すると認められるもの（以下「栄養改善サービス」という。）を行った場合は、栄養改善加算として、３月以内の期間に限り１月に２回を限度として１回につき200単位を所定単位数に加算する。ただし、栄養改善サービスの開始から３月ごとの利用者の栄養状態の評価の結果、低栄養状態が改善せず、栄養改善サービスを引き続き行うことが必要と認められる利用者については、引き続き算定することができる。

イ　(略)

ロ　利用者の栄養状態を利用開始時に把握し、管理栄養士等が共同して、利用者ごとの摂食・嚥下機能及び食形態にも配慮した栄養ケア計画を作成していること。

ハ　利用者ごとの栄養ケア計画に従い、必要に応じて当該利用者の居宅を訪問し、管理栄養士等が栄養改善サービスを行っているとともに、利用者の栄養状態を定期的に記録していること。

ニ・ホ　(略)

17　別に厚生労働大臣が定める基準に適合する指定通所介護事業所の従業者が、利用開始時及び利用中６月ごとに利用者の口腔《くう》の健康状態のスクリーニング又は栄養状態のスクリーニングを行った場合に、口腔・栄養スクリーニング加算として、次に掲げる区分に応じ、１回につき次に掲げる単位数を所定単位数に加算する。ただし、次に掲げるいずれかの加算を算定している場合においては、次に掲げるその他の加算は算定せず、当該利用者について、当該事業所以外で既に口腔・栄養スクリーニング加算を算定している場合にあっては算定しない。

イ　口腔・栄養スクリーニング加算(Ⅰ)　**20単位**

ロ　口腔・栄養スクリーニング加算(Ⅱ)　　　　**5単位**

18　別に厚生労働大臣が定める基準に適合しているものとして都道府県知事に届け出て、口腔機能が低下している利用者又はそのおそれのある利用者に対して、当該利用者の口腔機能の向上を目的として、個別的に実施される口腔清掃の指導若しくは実施又は摂食・嚥下機能に関する訓練の指導若しくは実施であって、利用者の心身の状態の維持又は向上に資すると認められるもの（以下この注において「口腔機能向上サービス」という。）を行った場合は、口腔機能向上加算として、当該基準に掲げる区分に従い、３月以内の期間に限り１月に２回を限度として１回につき次に掲げる単位数を所定単位数に加算する。ただし、次に掲げるいずれかの加算を算定している場合においては、次に掲げるその他の加算は算定しない。また、口腔機能向上サービスの開始から３月ごとの利用者の口腔機能の評価の結果、口腔機能が向上せず、口腔機能向上サービスを引き続き行うことが必要と認められる利用者については、引き続き算定することができる。

イ　口腔機能向上加算(Ⅰ)　　**150単位**

ロ　口腔機能向上加算(Ⅱ)　　**160単位**

19　次に掲げるいずれの基準にも適合しているものとして都道府県知事に届け出た指定通所介護事業所が、利用者に対し指定通所介護を行った場合は、科学的介護推進体制加算として、１月につき40単位を所定単位数に加算する。

イ　利用者ごとのＡＤＬ値（ＡＤＬの評価に基づき測定した値をいう。以下同じ。）、栄養状態、口腔機能、認知症（法第５条の２第１項に規定する認知症をいう。以下同じ。）の状況その他の利用者の心身の状況等に係る基本的な情報を、厚生労働省に提出していること。

ロ　必要に応じて通所介護計画を見直すなど、指定通所介護の提供に当たって、イに規定する情報その他指定通所介護を適切かつ有効に提供するために必要な情報を活用していること。

20～22　(略)

ニ　サービス提供体制強化加算

注　別に厚生労働大臣が定める基準に適合しているものとして都道府県知事に届け出た指定通所介護事業所が利用者に対し指定通所介護を行った場合は、当該基準に掲げる区分に従い、１回につき次に掲げる所定単位数を加算する。ただし、次に掲げるいずれかの加算を算定している場合においては、次に掲げるその他の加算は算定しない。

⑴　サービス提供体制強化加算(Ⅰ)　**22単位**

⑵　サービス提供体制強化加算(Ⅱ)　**18単位**

⑶　サービス提供体制強化加算(Ⅲ)　**6単位**

ホ　介護職員処遇改善加算

注　別に厚生労働大臣が定める基準に適合している介護職員の賃金の改善等を実施しているものとして都道府県知事に届け出た指定通所介護事業所が、利用者に対し、指定通所介護を行った場合は、当該基準に掲げる区分に従い、令和６年３月31日までの間、次に掲げる単位数を所定単位数に加算する。ただし、次に掲げるいずれかの加算を算定している場合においては、次に掲げるその他の加算は算定しない。

⑴～⑶　(略)

へ　(略)

7　通所リハビリテーション費

イ　通常規模型リハビリテーション費

⑴　所要時間１時間以上２時間未満の場合

㈠　要介護１　**366単位**

㈡　要介護２　**395単位**

㈢　要介護３　**426単位**

㈣　要介護４　**455単位**

㈤　要介護５　**487単位**

⑵　所要時間２時間以上３時間未満の場合

㈠　要介護１　**380単位**

㈡　要介護２　**436単位**

㈢　要介護３　**494単位**

㈣　要介護４　**551単位**

㈤　要介護５　**608単位**

⑶　所要時間３時間以上４時間未満の場合

(一)　要介護１　**483単位**
(二)　要介護２　**561単位**
(三)　要介護３　**638単位**
(四)　要介護４　**738単位**
(五)　要介護５　**836単位**

(4)　所要時間４時間以上５時間未満の場合

(一)　要介護１　**549単位**
(二)　要介護２　**637単位**
(三)　要介護３　**725単位**
(四)　要介護４　**838単位**
(五)　要介護５　**950単位**

(5)　所要時間５時間以上６時間未満の場合

(一)　要介護１　**618単位**
(二)　要介護２　**733単位**
(三)　要介護３　**846単位**
(四)　要介護４　**980単位**
(五)　要介護５　**1,112単位**

(6)　所要時間６時間以上７時間未満の場合

(一)　要介護１　**710単位**
(二)　要介護２　**844単位**
(三)　要介護３　**974単位**
(四)　要介護４　**1,129単位**
(五)　要介護５　**1,281単位**

(7)　所要時間７時間以上８時間未満の場合

(一)　要介護１　**757単位**
(二)　要介護２　**897単位**
(三)　要介護３　**1,039単位**
(四)　要介護４　**1,206単位**
(五)　要介護５　**1,369単位**

ロ　大規模型通所リハビリテーション費(Ｉ)

⑴　所要時間１時間以上２時間未満の場合

㈠　要介護１　**361単位**

㈡　要介護２　**392単位**

㈢　要介護３　**421単位**

㈣　要介護４　**450単位**

㈤　要介護５　**481単位**

⑵　所要時間２時間以上３時間未満の場合

㈠　要介護１　**375単位**

㈡　要介護２　**431単位**

㈢　要介護３　**488単位**

㈣　要介護４　**544単位**

㈤　要介護５　**601単位**

⑶　所要時間３時間以上４時間未満の場合

㈠　要介護１　**477単位**

㈡　要介護２　**554単位**

㈢　要介護３　**630単位**

㈣　要介護４　**727単位**

㈤　要介護５　**824単位**

⑷　所要時間４時間以上 ５時間未満の場合

㈠　要介護１　**540単位**

㈡　要介護２　**626単位**

㈢　要介護３　**711単位**

㈣　要介護４　**821単位**

㈤　要介護５　**932単位**

⑸　所要時間５時間以上６時間未満の場合

㈠　要介護１　**599単位**

㈡　要介護２　**709単位**

㈢　要介護３　**819単位**

㈣　要介護４　**950単位**

㈤　要介護５　**1,077単位**

(6)　所要時間6時間以上 7時間未満の場合

(一)　要介護1　**694単位**

(二)　要介護2　**824単位**

(三)　要介護3　**953単位**

(四)　要介護4　**1,102単位**

(五)　要介護5　**1,252単位**

(7)　所要時間7時間以上8時間未満の場合

(一)　要介護1　**734単位**

(二)　要介護2　**868単位**

(三)　要介護3　**1,006単位**

(四)　要介護4　**1,166単位**

(五)　要介護5　**1,325単位**

ハ　大規模型通所リハビリテーション費(Ⅱ)

(1)　所要時間1時間以上2時間未満の場合

(一)　要介護1　**353単位**

(二)　要介護2　**384単位**

(三)　要介護3　**411単位**

(四)　要介護4　**441単位**

(五)　要介護5　**469単位**

(2)　所要時間2時間以上3時間未満の場合

(一)　要介護1　**368単位**

(二)　要介護2　**423単位**

(三)　要介護3　**477単位**

(四)　要介護4　**531単位**

(五)　要介護5　**586単位**

(3)　所要時間3時間以上4時間未満の場合

(一)　要介護1　**465単位**

(二)　要介護2　**542単位**

(三)　要介護3　**616単位**

(四)　要介護4　**710単位**

(五) 要介護５　**806単位**

(4) 所要時間４時間以上５時間未満の場合

(一) 要介護１　**520単位**

(二) 要介護２　**606単位**

(三) 要介護３　**689単位**

(四) 要介護４　**796単位**

(五) 要介護５　**902単位**

(5) 所要時間５時間以上６時間未満の場合

(一) 要介護１　**579単位**

(二) 要介護２　**687単位**

(三) 要介護３　**793単位**

(四) 要介護４　**919単位**

(五) 要介護５　**1,043単位**

(6) 所要時間６時間以上７時間未満の場合

(一) 要介護１　**670単位**

(二) 要介護２　**797単位**

(三) 要介護３　**919単位**

(四) 要介護４　**1,066単位**

(五) 要介護５　**1,211単位**

(7) 所要時間７時間以上８時間未満の場合

(一) 要介護１　**708単位**

(二) 要介護２　**841単位**

(三) 要介護３　**973単位**

(四) 要介護４　**1,129単位**

(五) 要介護５　**1,282単位**

注１　(略)

２　イからハまでについて、感染症又は災害（厚生労働大臣が認めるものに限る。）の発生を理由とする利用者数の減少が生じ、当該月の利用者数の実績が当該月の前年度における月平均の利用者数よりも100分の５以上減少している場合に、都道府県知事に届け出た指定通所リハビリテーション事業所において、指定通所リハビリテーションを行った場合には、利用者数が減少した月の翌々月から３月以内に限り、１回につき所定単位数の100分の３に相当する単位数を所定単位数に加算する。ただし、利用者数の減少に対応するための経営改善に時間を要することその他の特別の事情があると認められる場合は、当該加算の期間が終了した月の翌月から３月以内に限り、引き続き加算することができる。

３～６　(略)

７　別に厚生労働大臣が定める基準に適合しているものとして都道府県知事に届け出て当該基準による入浴介助を行った場合は、当該基準に掲げる区分に従い、１日につき次に掲げる単位数を所定単位数に加算する。ただし、次に掲げるいずれかの加算を算定している場合においては、次に掲げるその他の加算は算定しない。

イ　入浴介助加算(Ⅰ)　**40単位**

ロ　入浴介助加算(Ⅱ)　**60単位**

８　別に厚生労働大臣が定める基準に適合しているものとして都道府県知事に届け出た指定通所リハビリテーション事業所の医師、理学療法士、作業療法士、言語聴覚士その他の職種の者が共同し、継続的にリハビリテーションの質を管理した場合は、リハビリテーションマネジメント加算として、次に掲げる区分に応じ、１月につき次に掲げる単位数を所定単位数に加算する。ただし、次に掲げるいずれかの加算を算定している場合においては、次に掲げるその他の加算は算定しない。

イ　リハビリテーションマネジメント加算(A)イ

⑴ 通所リハビリテーション計画を利用者又はその家族に説明し、利用者の同意を得た日の属する月から起算して６月以内の期間のリハビリテーションの質を管理した場合　**560単位**

⑵ 当該日の属する月から起算して６月を超えた期間のリハビリテーションの質を管理した場合　**240単位**

ロ　リハビリテーションマネジメント加算(A)ロ

⑴ 通所リハビリテーション計画を利用者又はその家族に説明し、利用者の同意を得た日の属する月から起算して６月以内の期間のリハビリテーションの質

を管理した場合　　　**593単位**

⑵ 当該日の属する月から起算して６月を超えた期間のリハビリテーションの質を管理した場合　　**273単位**

ハ　リハビリテーションマネジメント加算(B)イ

⑴ 通所リハビリテーション計画を利用者又はその家族に説明し、利用者の同意を得た日の属する月から起算して６月以内の期間のリハビリテーションの質を管理した場合　　**830単位**

⑵ 当該日の属する月から起算して６月を超えた期間のリハビリテーションの質を管理した場合　**510単位**

ニ　リハビリテーションマネジメント加算(B)ロ

⑴ 通所リハビリテーション計画を利用者又はその家族に説明し、利用者の同意を得た日の属する月から起算して６月以内の期間のリハビリテーションの質を管理した場合　　**863単位**

⑵ 当該日の属する月から起算して６月を超えた期間のリハビリテーションの質を管理した場合　**543単位**

9　医師又は医師の指示を受けた理学療法士、作業療法士又は言語聴覚士が、利用者に対して、その退院（所）日又は認定日から起算して３月以内の期間に、個別リハビリテーションを集中的に行った場合、短期集中個別リハビリテーション実施加算として、１日につき110単位を所定単位数に加算する。ただし、注10又は注11を算定している場合は、算定しない。

10　別に厚生労働大臣が定める基準に適合し、かつ、別に厚生労働大臣が定める施設基準に適合しているものとして都道府県知事に届け出た指定通所リハビリテーション事業所において、認知症（法第５条の２に規定する認知症をいう。以下同じ。）であると医師が判断した者であって、リハビリテーションによって生活機能の改善が見込まれると判断されたものに対して、医師又は医師の指示を受けた理学療法士、作業療法士又は言語聴覚士が、イについてはその退院（所）日又は通所開始日から起算して３月以内の期間に、ロについてはその退院（所）日又は通所開始日の属する月から起算して３月以内の期間にリハビリテーションを集中的に行った場合は、認知症短期集中リハビリテーション実施加算として、次に掲げる区分に応じ、イについては１日につき、ロについては１月につき、次に掲げる単位数を所定単位数に加算する。ただし、次に掲げるいずれかの加算を算定している場合においては、次に掲げるその他の加算は算定せず、短期集中個別リハビリテーション実施加算又は注11を算定している場合においては、算定しない。

イ・ロ　(略)

11　別に厚生労働大臣が定める基準に適合し、かつ、別に厚生労働大臣が定める施設基準に適合しているものとして都道府県知事に届け出た指定通所リハビリテーション事業所が、生活行為の内容の充実を図るための目標及び当該目標を踏まえたリハビリテーションの実施内容等をリハビリテーション実施計画にあらかじめ定めて、利用者に対して、リハビリテーションを計画的に行い、当該利用者の有する能力の向上を支援した場合は 、生活行為向上リハビリテーション実施加算として、リハビリテーション実施計画に基づく指定通所リハビリテーションの利用を開始した日の属する月から起算して６月以内の期間に限り、１月につき**1,250単位**を所定単位数に加算する。ただし、次に掲げるいずれかの加算を算定している場合においては、次に掲げるその他の加算は算定せず、短期集中個別リハビリテーション実施加算又は認知症短期集中リハビリテーション実施加算を算定している場合においては、算定しない。また、短期集中個別リハビリテーション実施加算又は認知症短期集中リハビリテーション実施加算を算定していた場合においては、利用者の急性増悪等によりこの注イを算定する必要性についてリハビリテーション会議（指定居宅サービス基準第80条第５号に規定するリハビリテーション会議をいう。）により合意した場合を除き、この加算は算定しない。

12　(略)

13　次に掲げるいずれの基準にも適合しているものとして都道府県知事に届け出た指定通所リハビリテーション事業所において、利用者に対して、管理栄養士が介護職員等と共同して栄養アセスメント（利用者ごとの低栄養状態のリスク及び解決すべき課題を把握することをいう。以下この注において同じ。）を行った場合は、栄養アセスメント加算として、１月につき50単位を所定単位数に加算する。ただし、当該利用者が栄養改善加算の算定に係る栄養改善サービスを受けている間及び当該栄養改善サービスが終了した日の属する月は、算定しない。
⑴ 当該事業所の従業者として又は外部との連携により管理栄養士を１名以上配置していること。
⑵ 利用者ごとに、医師、管理栄養士、理学療法士、作業療法士、言語聴覚士、看護職員、介護職員その他の職種の者が共同して栄養アセスメントを実施し、当該利用者又はその家族に対してその結果を説明し、相談等に必要に応じ対応すること。
⑶ 利用者ごとの栄養状態等の情報を厚生労働省に提出し、栄養管理の実施に当たって、当該情報その他栄養管理の適切かつ有効な実施のために必要な情報を活用していること。
⑷ 別に厚生労働大臣が定める基準に適合している指定通所リハビリテーション事業所であること。

14　別に厚生労働大臣が定める基準に適合しているものとして都道府県知事に届け出て、低栄養状態にある利用者又はそのおそれのある利用者に対し、栄養改善サービスを行った場合は、栄養改善加算として、３月以内の期間に限り１月に２回を限度として１回につき200単位を所定単位数に加算する。ただし、栄養改善サービスの開始から３月ごとの利用者の栄養状態の評価の結果、低栄養状態が改善せず、栄養改善サービスを引き続き行うことが必要と認められる利用者については、引き続き算定することができる。

15　別に厚生労働大臣が定める基準に適合する指定通所リハビリテーション事業所の従業者が、利用開始時及び利用中６月ごとに利用者の口腔の健康状態のスクリーニング又は栄養状態のスクリーニングを行った場合に、口腔・栄養スクリーニング加算として、次に掲げる区分に応じ、１回につき次に掲げる単位数を所定単位数に加算する。ただし、次に掲げるいずれかの加算を算定している場合においては、次に掲げるその他の加算は算定せず、当該利用者について、当該事業所以外で既に口腔・栄養スクリーニング加算を算定している場合にあっては算定しない。
イ　口腔・栄養スクリーニング加算(Ⅰ)　**20単位**
ロ　口腔・栄養スクリーニング加算(Ⅱ)　**5単位**

16　別に厚生労働大臣が定める基準に適合しているものとして都道府県知

事に届け出て、口腔機能が低下している利用者又はそのおそれのある利用者に対して、当該利用者の口腔機能の向上を目的として、個別的に実施される口腔清掃の指導若しくは実施又は摂食・嚥下機能に関する訓練の指導若しくは実施であって、利用者の心身の状態の維持又は向上に資すると認められるもの（以下この注において「口腔機能向上サービス」という。）を行った場合は、口腔機能向上加算として、当該基準に掲げる区分に従い、３月以内の期間に限り１月に２回を限度として１回につき次に掲げる単位数を所定単位数に加算する。ただし、次に掲げるいずれかの加算を算定している場合においては、次に掲げるその他の加算は算定しない。また、口腔機能向上サービスの開始から３月ごとの利用者の口腔機能の評価の結果、口腔機能が向上せず、口腔機能向上サービスを引き続き行うことが必要と認められる利用者については、引き続き算定することができる。

⑴　口腔機能向上加算(Ⅰ)　**150単位**

⑵　口腔機能向上加算(Ⅱ)　**160単位**

17〜19　(略)

20　次に掲げるいずれの基準にも適合しているものとして都道府県知事に届け出た指定通所リハビリテーション事業所が、利用者に対し指定通所リハビリテーションを行った場合は、科学的介護推進体制加算として、１月につき**40単位**を所定単位数に加算する。

イ　利用者ごとのＡＤＬ値、栄養状態、口腔機能、認知症の状況その他の利用者の心身の状況等に係る基本的な情報を、厚生労働省に提出していること。

ロ　必要に応じて通所リハビリテーション計画を見直すなど、指定通所リハビリテーションの提供に当たって、イに規定する情報その他指定通所リハビリテーションを適切かつ有効に提供するために必要な情報を活用していること。

21・22　(略)

ニ　移行支援加算　**12単位**

注　別に厚生労働大臣が定める基準に適合しているものとして都道府県知事に届け出た指定通所リハビリテーション事業所が、リハビリテーションを行い、利用者の指定通所介護事業所等への移行等を支援した場合は、移行支援加算として、評価対象期間（別に厚生労働大臣が定める期間をいう。）の末日が属する年度の次の年度内に限り、１日につき所定単位数を加算する。

ホ　サービス提供体制強化加算

注　別に厚生労働大臣が定める基準に適合しているものとして都道府県知事に届け出た指定通所リハビリテーション事業所が、利用者に対し、指定通所リハビリテーションを行った場合は、当該基準に掲げる区分に従い、１回につき次に掲げる所定単位数を加算する。ただし、次に掲げるいずれかの加算を算定している場合においては、次に掲げるその他の加算は算定しない。

⑴ サービス提供体制強化加算(Ⅰ)　**22単位**

⑵ サービス提供体制強化加算(Ⅱ)　**18単位**

⑶ サービス提供体制強化加算(Ⅲ)　**6単位**

へ　介護職員処遇改善加算

注　別に厚生労働大臣が定める基準に適合している介護職員の賃金の改善等を実施しているものとして都道府県知事に届け出た指定通所リハビリテーション事業所が、利用者に対し、指定通所リハビリテーションを行った場合は、当該基準に掲げる区分に従い、令和６年３月31日までの間（⑷及び⑸については、別に厚生労働大臣が定める期日までの間）、次に掲げる単位数を所定単位数に加算する。ただし、次に掲げるいずれかの加算を算定している場合においては、次に掲げるその他の加算は算定しない。

⑴～⑶　(略)

ト　(略)

8　短期入所生活介護費（1日につき）

イ　短期入所生活介護費

⑴　単独型短期入所生活介護費

㈠　単独型短期入所生活介護費(Ⅰ)

a　要介護１　**638単位**

b　要介護２　**707単位**

c　要介護３　**778単位**

d　要介護４　**847単位**

e　要介護５　**916単位**

㈡　単独型短期入所生活介護費(Ⅱ)

a　要介護１　**638単位**

b　要介護２　**707単位**

c　要介護３　**778単位**

d　要介護４　**847単位**

e　要介護５　**916単位**

⑵　併設型短期入所生活介護費

㈠　併設型短期入所生活介護費(Ⅰ)

a　要介護１　**596単位**

b　要介護２　**665単位**

c　要介護３　**737単位**

d　要介護４　**806単位**

e　要介護５　**874単位**

㈡　併設型短期入所生活介護費(Ⅱ)

a　要介護１　**596単位**

b　要介護２　**665単位**

c　要介護３　**737単位**

d　要介護４　**806単位**

e　要介護５　**874単位**

ロ　ユニット型短期入所生活介護費

⑴　単独型ユニット型短期入所生活介護費

㈠　単独型ユニット型短期入所生活介護費

a　要介護１　**738単位**

b　要介護２　**806単位**

c　要介護３　**881単位**

d　要介護４　**949単位**

e　要介護５　**1,017単位**

㈡　単独型ユニット型短期入所生活介護費

a　要介護１　**738単位**

b　要介護２　**806単位**

c　要介護３　**881単位**

d　要介護４　**949単位**

e　要介護５　**1,017単位**

⑵　併設型ユニット型短期入所生活介護費

㈠　併設型ユニット型短期入所生活介護費

a　要介護１　**696単位**

b　要介護２　**764単位**

c　要介護３　**838単位**

d　要介護４　**908単位**

e　要介護５　**976単位**

㈡　併設型ユニット型短期入所生活介護費

a　要介護１　**696単位**

b　要介護２　**764単位**

c　要介護３　**838単位**

d　要介護４　**908単位**

e　要介護５　**976単位**

注　１～４　(略)

５　別に厚生労働大臣が定める基準に適合しているものとして都道府県知事に届け出た指定短期入所生活介護事業所において、外部との連携により、利用者の身体の状況等の評価を行い、かつ、個別機能訓練計画を作成した場合には、当該基準に掲げる区分に従い、イについては、利用者の急性増悪等により当該個別機能訓練計画を見直した場合を除き３月に１回を限度として、１月につき、ロについては１月につき、次に掲げる単位数を所定単位数に加算する。ただし、次に掲げるいずれかの加算を算定している場合においては、次に掲げるその他の加算は算定しない。また、注７を算定している場合、イは算定せず、ロは１月につき**100単位**を所定単位数に加算する。

イ　生活機能向上連携加算(Ⅰ)　**100単位**

ロ　生活機能向上連携加算(Ⅱ)　**200単位**

６　専ら機能訓練指導員の職務に従事する常勤の理学療法士、作業療法士、言語聴覚士、看護職員、柔道整復師 、あん摩マッサージ指圧師、はり師又はきゅう師（はり師及びきゅう師については、理学療法士、作業療法士、言語聴覚士、看護職員、柔道整復師又はあん摩マッサージ指圧師の資格を有する機能訓練指導員を配置した事業所で６月以上機能訓練指導に従事した経験を有する者に限る。）（以下この注において「理学療法士等」という。）を１名以上配置しているもの（利用者の数（指定居宅サービス基準第121条第２項の規定の適用を受ける指定短期入所生活介護事業所又は同条第４項に規定する併設事業所である指定短期入所生活介護事業所にあっては、利用者の数及び同条第２項の規定の適用を受ける特別養護老人ホーム（老人福祉法（昭和38年法律第133号）第20条の５に規定する特別養護老人ホームをいう。）又は指定居宅サービス基準第124条第４項に規定する併設本体施設の入所者又は入院患者の合計数。以下この 注において同じ。）が100を超える指定短期入所生活介護事業所にあっては、専ら機能訓練指導員の職務に従事する常勤の理学療法士等を１名以上配置し、かつ、理学療法士等である従業者を機能訓練指導員として常勤換算方法（指定居宅サービス基準 第２条第８号に規定する常勤換算方法をいう。特定施設入居者生活介護費の 注５及び注７において同じ。）で利用者の数を100で除した数以上配置しているもの）として都道府県知事に届け出た指定短期入所生活介護事業所については、１日につき12単位を所定単位数に加算する。

７～15　（略）

16　指定居宅サービス基準第121条第２項の規定の適用を受ける指定短期入所生活介護事業所に係る注６の規定による届出については、指定施設サービス等介護給付費単位数表の規定により、注６の規定による届出に相当する介護福祉施設サービスに係る届出があったときは、注６の規定による届出があったものとみなす。

17・18　（略）

ハ～ホ　（略）

ヘ　サービス提供体制強化加算

注　別に厚生労働大臣が定める基準に適合しているものとして都道府県知事に届け出た指定短期入所生活介護事業所が、利用者に対し、指定短期入所生活介護を行った場合は、当該基準に掲げる区分に従い、１日につき次に掲げる所定単位数を加算する。ただし、次に掲げるいずれかの加算を算定している場合においては、次に掲げるその他の加算は算定しない。

⑴　サービス提供体制強化加算(Ⅰ)　**22単位**

⑵　サービス提供体制強化加算(Ⅱ)　**18単位**

⑶　サービス提供体制強化加算(Ⅲ)　**6単位**

ト　介護職員処遇改善加算

注　別に厚生労働大臣が定める基準に適合している介護職員の賃金の改善等を実施しているものとして都道府県知事に届け出た指定短期入所生活介護事業所が、利用者に対し、指定短期入所生活介護を行った場合は、当該基準に掲げる区分に従い、令和６年３月31日までの間（⑷及び⑸については、別に厚生労働大臣が定める期日までの間）、次に掲げる単位数を所定単位数に加算する。ただし、次に掲げるいずれかの加算を算定している場合においては、次に掲げるその他の加算は算定しない。

⑴～⑶　(略)

チ　(略)

9　短期入所療養介護費

イ　介護老人保健施設における短期入所療養介護費

⑴　介護老人保健施設短期入所療養介護費

㈠　介護老人保健施設短期入所療養介護費(Ⅰ)

a　介護老人保健施設短期入所療養介護費(ⅰ)

ⅰ　要介護１　**752単位**

ⅱ　要介護２　**799単位**

ⅲ　要介護３　**861単位**

ⅳ　要介護４　**914単位**

ⅴ　要介護５　**966単位**

b　介護老人保健施設短期入所療養介護費(ⅱ)

ⅰ　要介護１　**794単位**

ⅱ　要介護２　**867単位**

ⅲ　要介護３　**930単位**

ⅳ　要介護４　**988単位**

ⅴ　要介護５　**1,044単位**

c　介護老人保健施設短期入所療養介護費(iii)

i　要介護1　**827単位**

ii　要介護2　**876単位**

iii　要介護3　**939単位**

iv　要介護4　**991単位**

v　要介護5　**1,045単位**

d　介護老人保健施設短期入所療養介護費(iv)

i　要介護1　**875単位**

ii　要介護2　**951単位**

iii　要介護3　**1,014単位**

iv　要介護4　**1,071単位**

v　要介護5　**1,129単位**

(二)　介護老人保健施設短期入所療養介護費(Ⅱ)

a　介護老人保健施設短期入所療養介護費(ｉ)

i　要介護1　**778単位**

ii　要介護2　**861単位**

iii　要介護3　**976単位**

iv　要介護4　**1,054単位**

v　要介護5　**1,131単位**

b　介護老人保健施設短期入所療養介護費(ii)

i　要介護1　**857単位**

ii　要介護2　**941単位**

iii　要介護3　**1,057単位**

iv　要介護4　**1,135単位**

v　要介護5　**1,210単位**

(三)　介護老人保健施設短期入所療養介護費(Ⅲ)

a　介護老人保健施設短期入所療養介護費(ｉ)

i　要介護1　**778単位**

ii　要介護2　**855単位**

iii　要介護3　**950単位**

ⅳ　要介護４　**1,026単位**

ⅴ　要介護５　**1,103単位**

b　介護老人保健施設短期入所療養介護費(ⅱ)

ⅰ　要介護１　**857単位**

ⅱ　要介護２　**934単位**

ⅲ　要介護３　**1,029単位**

ⅳ　要介護４　**1,106単位**

ⅴ　要介護５　**1,183単位**

(四)　介護老人保健施設短期入所療養介護費(Ⅳ)

a　介護老人保健施設短期入所療養介護費(ⅰ)

ⅰ　要介護１　**737単位**

ⅱ　要介護２　**782単位**

ⅲ　要介護３　**845単位**

ⅳ　要介護４　**897単位**

ⅴ　要介護５　**948単位**

b　介護老人保健施設短期入所療養介護費(ⅱ)

ⅰ　要介護１　**811単位**

ⅱ　要介護２　**860単位**

ⅲ　要介護３　**920単位**

ⅳ　要介護４　**971単位**

ⅴ　要介護５　**1,024単位**

(2)　ユニット型介護老人保健施設短期入所療養介護費

(一)　ユニット型介護老人保健施設短期入所療養介護費(Ⅰ)

a　ユニット型介護老人保健施設短期入所療養介護費(ⅰ)

ⅰ　要介護１　**833単位**

ⅱ　要介護２　**879単位**

ⅲ　要介護３　**943単位**

ⅳ　要介護４　**997単位**

ⅴ　要介護５　**1,049単位**

b　ユニット型介護老人保健施設短期入所療養介護費(ⅱ)

i　要介護1　**879単位**
ii　要介護2　**955単位**
iii　要介護3　**1,018単位**
iv　要介護4　**1,075単位**
v　要介護5　**1,133単位**
c　経過的ユニット型介護老人保健施設短期入所療養介護費(i)
i　要介護1　**833単位**
ii　要介護2　**879単位**
iii　要介護3　**943単位**
iv　要介護4　**997単位**
v　要介護5　**1,049単位**
d　経過的ユニット型介護老人保健施設短期入所療養介護費(ii)
i　要介護1　**879単位**
ii　要介護2　**955単位**
iii　要介護3　**1,018単位**
iv　要介護4　**1,075単位**
v　要介護5　**1,133単位**
(二)　ユニット型介護老人保健施設短期入所療養介護費(II)
a　ユニット型介護老人保健施設短期入所療養介護費
i　要介護1　**944単位**
ii　要介護2　**1,026単位**
iii　要介護3　**1,143単位**
iv　要介護4　**1,221単位**
v　要介護5　**1,296単位**
b　経過的ユニット型介護老人保健施設短期入所療養介護費
i　要介護1　**944単位**
ii　要介護2　**1,026単位**
iii　要介護3　**1,143単位**
iv　要介護4　**1,221単位**
v　要介護5　**1,296単位**

(三) 経過的ユニット型介護老人保健施設短期入所療養介護費(Ⅲ)

a ユニット型介護老人保健施設短期入所療養介護費

i 要介護1 **944単位**

ii 要介護2 **1,020単位**

iii 要介護3 **1,116単位**

iv 要介護4 **1,193単位**

v 要介護5 **1,269単位**

b 経過的ユニット型介護老人保健施設短期入所療養介護費

i 要介護1 **944単位**

ii 要介護2 **1,020単位**

iii 要介護3 **1,116単位**

iv 要介護4 **1,193単位**

v 要介護5 **1,269単位**

(四) ユニット型介護老人保健施設短期入所療養介護費(Ⅳ)

a ユニット型介護老人保健施設短期入所療養介護費

i 要介護1 **816単位**

ii 要介護2 **863単位**

iii 要介護3 **924単位**

iv 要介護4 **977単位**

v 要介護5 **1,028単位**

b 経過的ユニット型介護老人保健施設短期入所療養介護費

i 要介護1 **816単位**

ii 要介護2 **863単位**

iii 要介護3 **924単位**

iv 要介護4 **977単位**

v 要介護5 **1,028単位**

(3) 特定介護老人保健施設短期入所療養介護費

(一) 3時間以上4時間未満 **650単位**

(二) 4時間以上6時間未満 **908単位**

(三) 6時間以上8時間未満 **1,269単位**

注　1～7　(略)

8　別に厚生労働大臣が定める利用者に対し、居宅サービス計画において計画的に行うこととなっていない指定短期入所療養介護を緊急に行った場合は、緊急短期入所受入加算として、利用を開始した日から起算して7日（利用者の日常生活上の世話を行う家族の疾病等やむを得ない事情がある場合は、14日）を限度として1日につき90単位を所定単位数に加算する。ただし、注7の加算を算定している場合は算定しない。

9～18　(略)

⑷　総合医学管理加算　**275単位**

注1　治療管理を目的とし、別に厚生労働大臣が定める基準に従い、居宅サービス計画において計画的に行うこととなっていない指定短期入所療養介護を行った場合に、7日を限度として1日につき所定単位数を加算する。

2　緊急時施設療養費を算定した日は、算定しない。

⑸～⑺　(略)

⑻　サービス提供体制強化加算

注　別に厚生労働大臣が定める基準に適合しているものとして都道府県知事に届け出た指定短期入所療養介護事業所が、利用者に対し、指定短期入所療養介護を行った場合は、当該基準に掲げる区分に従い、1日につき次に掲げる所定単位数を加算する。ただし、次に掲げるいずれかの加算を算定している場合においては、次に掲げるその他の加算は算定しない。

㈠ サービス提供体制強化加算(Ⅰ)　**22単位**

㈡ サービス提供体制強化加算(Ⅱ)　**18単位**

㈢ サービス提供体制強化加算(Ⅲ)　**6単位**

⑼　介護職員処遇改善加算

注　別に厚生労働大臣が定める基準に適合している介護職員の賃金の改善等を実施しているものとして都道府県知事に届け出た指定短期入所療養介護事業所が、利用者に対し、指定短期入所療養介護を行った場合は、当該基準に掲げる区分に従い、令和6年3月31日までの間、次に掲げる単位数を所定単位数に加算する。ただし、次に掲げるいずれかの加算を算定している場合においては、次に掲げるその他の加算は算定しない。

㈠　介護職員処遇改善加算(Ⅰ) ⑴から⑻までにより算定した単位数の1000分の39に相当する単位数

㈡　介護職員処遇改善加算(Ⅱ) ⑴から⑻までにより算定した単位数の1000分の29に相当する単位数

㈢　介護職員処遇改善加算(Ⅲ) ⑴から⑻までにより算定した単位数の1000分の16に相当する単位数

⑽　介護職員等特定処遇改善加算

注　別に厚生労働大臣が定める基準に適合している介護職員等の賃金の改善等を実施しているものとして都道府県知事に届け出た指定短期入所療養介護事業所が、利用者に対し、指定短期入所療養介護を行った場合は、当該基準に掲げる区分に従い、次に掲げる単位数を所定単位数に加算する。ただし、次に掲げるいずれかの加算を算定している場合においては、次に掲げるその他の加算は算定しない。

㈠ 介護職員等特定処遇改善加算(Ⅰ)　⑴から⑻までにより算定した単位数の1000分の21に相当する単位数

㈡ 介護職員等特定処遇改善加算(Ⅱ)　⑴から⑻までにより算定した単位数の1000分の17に相当する単位数

ロ　療養病床を有する病院における短期入所療養介護費

⑴　病院療養病床短期入所療養介護費（1日につき）

㈠　病院療養病床短期入所療養介護費(Ⅰ)

a　病院療養病床短期入所療養介護費(ⅰ)

ⅰ　要介護1　**708単位**

ⅱ　要介護2　**813単位**

ⅲ　要介護3　**1,042単位**

ⅳ　要介護4　**1,139単位**

ⅴ　要介護5　**1,227単位**

b　病院療養病床短期入所療養介護費(ⅱ)

ⅰ　要介護1　**737単位**

ⅱ　要介護2　**848単位**

ⅲ　要介護3　**1,086単位**

iv　要介護4　**1,188単位**

v　要介護5　**1,279単位**

c　病院療養病床短期入所療養介護費(iii)

i　要介護1　**727単位**

ii　要介護2　**836単位**

iii　要介護3　**1,071単位**

iv　要介護4　**1,171単位**

v　要介護5　**1,261単位**

d　病院療養病床短期入所療養介護費(iv)

i　要介護1　**814単位**

ii　要介護2　**921単位**

iii　要介護3　**1,149単位**

iv　要介護4　**1,247単位**

v　要介護5　**1,334単位**

e　病院療養病床短期入所療養介護費(v)

i　要介護1　**849単位**

ii　要介護2　**960単位**

iii　要介護3　**1,199単位**

iv　要介護4　**1,300単位**

v　要介護5　**1,391単位**

f　病院療養病床短期入所療養介護費(vi)

i　要介護1　**837単位**

ii　要介護2　**946単位**

iii　要介護3　**1,181単位**

iv　要介護4　**1,280単位**

v　要介護5　**1,370単位**

(二)　病院療養病床短期入所療養介護費(II)

a　病院療養病床短期入所療養介護費(i)

i　要介護1　**652単位**

ii　要介護2　**757単位**

iii　要介護３　**914単位**

iv　要介護４　**1,063単位**

v　要介護５　**1,104単位**

b　病院療養病床短期入所療養介護費(ii)

i　要介護１　**667単位**

ii　要介護２　**776単位**

iii　要介護３　**935単位**

iv　要介護４　**1,088単位**

v　要介護５　**1,130単位**

c　病院療養病床短期入所療養介護費(iii)

i　要介護１　**759単位**

ii　要介護２　**866単位**

iii　要介護３　**1,020単位**

iv　要介護４　**1,171単位**

v　要介護５　**1,211単位**

d　病院療養病床短期入所療養介護費(iv)

i　要介護１　**778単位**

ii　要介護２　**886単位**

iii　要介護３　**1,044単位**

iv　要介護４　**1,199単位**

v　要介護５　**1,240単位**

(三)　病院療養病床短期入所療養介護費(Ⅲ)

a　病院療養病床短期入所療養介護費(i)

i　要介護１　**629単位**

ii　要介護２　**738単位**

iii　要介護３　**885単位**

iv　要介護４　**1,037単位**

v　要介護５　**1,077単位**

b　病院療養病床短期入所療養介護費(ii)

i　要介護１　**738単位**

ii　要介護2　**846単位**

iii　要介護3　**993単位**

iv　要介護4　**1,146単位**

v　要介護5　**1,186単位**

(2)　病院療養病床経過型短期入所療養介護費（1日につき）

㈠　病院療養病床経過型短期入所療養介護費(Ⅰ)

a　病院療養病床経過型短期入所療養介護費(i)

i　要介護1　**717単位**

ii　要介護2　**824単位**

iii　要介護3　**971単位**

iv　要介護4　**1,059単位**

v　要介護5　**1,148単位**

b　病院療養病床経過型短期入所療養介護費(ii)

i　要介護1　**825単位**

ii　要介護2　**933単位**

iii　要介護3　**1,078単位**

iv　要介護4　**1,168単位**

v　要介護5　**1,256単位**

㈡　病院療養病床経過型短期入所療養介護費(Ⅱ)

a　病院療養病床経過型短期入所療養介護費(i)

i　要介護1　**717単位**

ii　要介護2　**824単位**

iii　要介護3　**930単位**

iv　要介護4　**1,019単位**

v　要介護5　**1,107単位**

b　病院療養病床経過型短期入所療養介護費(ii)

i　要介護1　**825単位**

ii　要介護2　**933単位**

iii　要介護3　**1,037単位**

iv　要介護4　**1,125単位**

v　要介護５　**1,216単位**

(3)　ユニット型病院療養病床短期入所療養介護費（１日につき）

(一)　ユニット型病院療養病床短期入所療養介護費(Ⅰ)

a　要介護１　**838単位**

b　要介護２　**943単位**

c　要介護３　**1,172単位**

d　要介護４　**1,269単位**

e　要介護５　**1,356単位**

(二)　ユニット型病院療養病床短期入所療養介護費(Ⅱ)

a　要介護１　**867単位**

b　要介護２　**977単位**

c　要介護３　**1,216単位**

d　要介護４　**1,317単位**

e　要介護５　**1,408単位**

(三)　ユニット型病院療養病床短期入所療養介護費(Ⅲ)

a　要介護１　**856単位**

b　要介護２　**965単位**

c　要介護３　**1,201単位**

d　要介護４　**1,300単位**

e　要介護５　**1,390単位**

(四)　経過的ユニット型病院療養病床短期入所療養介護費(Ⅰ)

a　要介護１　**838単位**

b　要介護２　**943単位**

c　要介護３　**1,172単位**

d　要介護４　**1,269単位**

e　要介護５　**1,356単位**

(五)　経過的ユニット型病院療養病床短期入所療養介護費(Ⅱ)

a　要介護１　**867単位**

b　要介護２　**977単位**

c　要介護３　**1,216単位**

d　要介護4　**1,317単位**

e　要介護5　**1,408単位**

㈥　経過的ユニット型病院療養病床短期入所療養介護費(Ⅲ)

a　要介護1　**856単位**

b　要介護2　**965単位**

c　要介護3　**1,201単位**

d　要介護4　**1,300単位**

e　要介護5　**1,390単位**

⑷　ユニット型病院療養病床経過型短期入所療養介護費（1日につき）

㈠　ユニット型病院療養病床経過型短期入所療養介護費

a　要介護1　**838単位**

b　要介護2　**943単位**

c　要介護3　**1,082単位**

d　要介護4　**1,170単位**

e　要介護5　**1,257単位**

㈡　経過的ユニット型病院療養病床経過型短期入所療養介護費

a　要介護1　**838単位**

b　要介護2　**943単位**

c　要介護3　**1,082単位**

d　要介護4　**1,170単位**

e　要介護5　**1,257単位**

⑸　特定病院療養病床短期入所療養介護費

㈠　3時間以上4時間未満　**670単位**

㈡　4時間以上6時間未満　**928単位**

㈢　6時間以上8時間未満　**1,289単位**

注　1～7　(略)

8　別に厚生労働大臣が定める利用者に対し、居宅サービス計画において計画的に行うこととなっていない指定短期入所療養介護を緊急に行った場合は、緊急短期入所受入加算として、利用を開始した日から起算して7日（利用者の日常生活上の世話を行う家族の疾病等やむを得ない事情がある場合は、14

日）を限度として１日につき90単位を所定単位数に加算する。ただし、注７を算定している場合は、算定しない。

９～13 （略）

(6)～(8) （略）

(9) サービス提供体制強化加算

注 別に厚生労働大臣が定める基準に適合しているものとして都道府県知事に届け出た指定短期入所療養介護事業所が、利用者に対し、指定短期入所療養介護を行った場合は、当該基準に掲げる区分に従い、１日につき次に掲げる所定単位数を加算する。ただし、次に掲げるいずれかの加算を算定している場合においては、次に掲げるその他の加算は算定しない。

(一) サービス提供体制強化加算(Ⅰ) **22単位**

(二) サービス提供体制強化加算(Ⅱ) **18単位**

(三) サービス提供体制強化加算(Ⅲ) **6単位**

(10) 介護職員処遇改善加算

注別に厚生労働大臣が定める基準に適合している介護職員の賃金の改善等を実施しているものとして都道府県知事に届け出た指定短期入所療養介護事業所が、利用者に対し、指定短期入所療養介護を行った場合は、当該基準に掲げる区分に従い、令和６年３月31日までの間、次に掲げる単位数を所定単位数に加算する。ただし、次に掲げるいずれかの加算を算定している場合においては、次に掲げるその他の加算は算定しない。

(一)～(三) （略）

(11) （略）

ハ 診療所における短期入所療養介護費

(1) 診療所短期入所療養介護費（１日につき）

(一) 診療所短期入所療養介護費(Ⅰ)

a 診療所短期入所療養介護費(ｉ)

ｉ 要介護１ **690単位**

ii 要介護２ **740単位**

iii 要介護３ **789単位**

iv 要介護４ **839単位**

v　要介護5　**889単位**

b　診療所短期入所療養介護費(ii)

i　要介護1　**717単位**

ii　要介護2　**770単位**

iii　要介護3　**822単位**

iv　要介護4　**874単位**

v　要介護5　**926単位**

c　診療所短期入所療養介護費(iii)

i　要介護1　**708単位**

ii　要介護2　**759単位**

iii　要介護3　**810単位**

iv　要介護4　**861単位**

v　要介護5　**913単位**

d　診療所短期入所療養介護費(iv)

i　要介護1　**796単位**

ii　要介護2　**846単位**

iii　要介護3　**897単位**

iv　要介護4　**945単位**

v　要介護5　**995単位**

e　診療所短期入所療養介護費(v)

i　要介護1　**829単位**

ii　要介護2　**882単位**

iii　要介護3　**934単位**

iv　要介護4　**985単位**

v　要介護5　**1,037単位**

f　診療所短期入所療養介護費(vi)

i　要介護1　**818単位**

ii　要介護2　**870単位**

iii　要介護3　**921単位**

iv　要介護4　**971単位**

v　要介護５　**1,023単位**

㈡　診療所短期入所療養介護費(Ⅱ)

a　診療所短期入所療養介護費(ⅰ)

ⅰ　要介護１　**611単位**

ⅱ　要介護２　**656単位**

ⅲ　要介護３　**700単位**

ⅳ　要介護４　**746単位**

ⅴ　要介護５　**790単位**

b　診療所短期入所療養介護費(ⅱ)

ⅰ　要介護１　**719単位**

ⅱ　要介護２　**763単位**

ⅲ　要介護３　**808単位**

ⅳ　要介護４　**853単位**

ⅴ　要介護５　**898単位**

(2)　ユニット型診療所短期入所療養介護費（１日につき）

㈠　ユニット型診療所短期入所療養介護費(Ⅰ)

a　要介護１　**818単位**

b　要介護２　**869単位**

c　要介護３　**918単位**

d　要介護４　**967単位**

e　要介護５　**1,017単位**

㈡　ユニット型診療所短期入所療養介護費(Ⅱ)

a　要介護１　**846単位**

b　要介護２　**899単位**

c　要介護３　**950単位**

d　要介護４　**1,001単位**

e　要介護５　**1,054単位**

㈢　ユニット型診療所短期入所療養介護費(Ⅲ)

a　要介護１　**836単位**

b　要介護２　**888単位**

c　要介護３　**939単位**

d　要介護４　**989単位**

e　要介護５　**1,040単位**

㈣　経過的ユニット型診療所短期入所療養介護費(Ⅰ)

a　要介護１　**818単位**

b　要介護２　**869単位**

c　要介護３　**918単位**

d　要介護４　**967単位**

e　要介護５　**1,017単位**

㈤　経過的ユニット型診療所短期入所療養介護費(Ⅱ)

a　要介護１　**846単位**

b　要介護２　**899単位**

c　要介護３　**950単位**

d　要介護４　**1,001単位**

e　要介護５　**1,054単位**

㈥　経過的ユニット型診療所短期入所療養介護(Ⅲ)

a　要介護１　**836単位**

b　要介護２　**888単位**

c　要介護３　**939単位**

d　要介護４　**989単位**

e　要介護５　**1,040単位**

⑶　特定診療所短期入所療養介護費

㈠　３時間以上４時間未満　**670単位**

㈡　４時間以上６時間未満　**928単位**

㈢　６時間以上８時間未満　**1,289単位**

注１～6　(略)

７　別に厚生労働大臣が定める利用者に対し、居宅サービス計画において計画的に行うこととなっていない指定短期入所療養介護を緊急に行った場合は、緊急短期入所受入加算として、利用を開始した日から起算して７日（利用者の日常生活上の世話を行う家族の疾病等やむを得ない事情がある場合は、14

日）を限度として１日につき90単位を所定単位数に加算する。ただし、注６を算定している場合は、算定しない。

８～12　（略）

(4)～(6)　（略）

(7)　サービス提供体制強化加算

注　別に厚生労働大臣が定める基準に適合しているものとして都道府県知事に届け出た指定短期入所療養介護事業所が、利用者に対し、指定短期入所療養介護を行った場合は、当該基準に掲げる区分に従い、１日につき次に掲げる所定単位数を加算する。ただし、次に掲げるいずれかの加算を算定している場合においては、次に掲げるその他の加算は算定しない。

㈠ サービス提供体制強化加算(Ⅰ)　**22単位**

㈡ サービス提供体制強化加算(Ⅱ)　**18単位**

㈢ サービス提供体制強化加算(Ⅲ)　**6単位**

(8)　介護職員処遇改善加算

注　別に厚生労働大臣が定める基準に適合している介護職員の賃金の改善等を実施しているものとして都道府県知事に届け出た指定短期入所療養介護事業所が、利用者に対し、指定短期入所療養介護を行った場合は、当該基準に掲げる区分に従い、令和６年３月31日までの間（㈣及び㈤については、別に厚生労働大臣が定める期日までの間）、次に掲げる単位数を所定単位数に加算する。ただし、次に掲げるいずれかの加算を算定している場合においては、次に掲げるその他の加算は算定しない。

㈠～㈢　（略）

(9)　（略）

ニ　老人性認知症疾患療養病棟を有する病院における短期入所療養介護費

(1)　認知症疾患型短期入所療養介護費（１日につき）

㈠　認知症疾患型短期入所療養介護費(Ⅰ)

a　認知症疾患型短期入所療養介護費(ⅰ)

ⅰ 要介護１　**1,042単位**

ⅱ 要介護２　**1,108単位**

ⅲ 要介護３　**1,173単位**

iv 要介護4　**1,239単位**

v 要介護5　**1,305単位**

b 認知症疾患型短期入所療養介護費(ii)

i 要介護1　**1,150単位**

ii 要介護2　**1,216単位**

iii 要介護3　**1,280単位**

iv 要介護4　**1,348単位**

v 要介護5　**1,412単位**

(二) 認知症疾患型短期入所療養介護費(Ⅱ)

a 認知症疾患型短期入所療養介護費(i)

i 要介護1　**986単位**

ii 要介護2　**1,055単位**

iii 要介護3　**1,124単位**

iv 要介護4　**1,193単位**

v 要介護5　**1,260単位**

b 認知症疾患型短期入所療養介護費(ii)

i 要介護1　**1,094単位**

ii 要介護2　**1,163単位**

iii 要介護3　**1,230単位**

iv 要介護4　**1,302単位**

v 要介護5　**1,369単位**

(三) 認知症疾患型短期入所療養介護費(Ⅲ)

a 認知症疾患型短期入所療養介護費(i)

i 要介護1　**958単位**

ii 要介護2　**1,025単位**

iii 要介護3　**1,091単位**

iv 要介護4　**1,158単位**

v 要介護5　**1,224単位**

b 認知症疾患型短期入所療養介護費(ii)

i 要介護1　**1,066単位**

ⅱ 要介護２　**1,132単位**

ⅲ 要介護３　**1,200単位**

ⅳ 要介護４　**1,266単位**

ⅴ 要介護５　**1,333単位**

㈣ 認知症疾患型短期入所療養介護費(Ⅳ)

a 認知症疾患型短期入所療養介護費(ⅰ)

ⅰ 要介護１　**942単位**

ⅱ 要介護２　**1,008単位**

ⅲ 要介護３　**1,073単位**

ⅳ 要介護４　**1,138単位**

ⅴ 要介護５　**1,204単位**

b 認知症疾患型短期入所療養介護費(ⅱ)

ⅰ 要介護１　**1,049単位**

ⅱ 要介護２　**1,116単位**

ⅲ 要介護３　**1,180単位**

ⅳ 要介護４　**1,247単位**

ⅴ 要介護５　**1,312単位**

㈤ 認知症疾患型短期入所療養介護費(Ⅴ)

a 認知症疾患型短期入所療養介護費(ⅰ)

ⅰ 要介護１　**881単位**

ⅱ 要介護２　**947単位**

ⅲ 要介護３　**1,013単位**

ⅳ 要介護４　**1,078単位**

ⅴ 要介護５　**1,143単位**

b 認知症疾患型短期入所療養介護費(ⅱ)

ⅰ 要介護１　**990単位**

ⅱ 要介護２　**1,055単位**

ⅲ 要介護３　**1,121単位**

ⅳ 要介護４　**1,186単位**

ⅴ 要介護５　**1,251単位**

⑵ 認知症疾患型経過型短期入所療養介護費（1日につき）

㈠ 認知症疾患型経過型短期入所療養介護費(Ⅰ)

a 要介護1 **786単位**

b 要介護2 **850単位**

c 要介護3 **917単位**

d 要介護4 **983単位**

e 要介護5 **1,048単位**

㈡ 認知症疾患型経過型短期入所療養介護費(Ⅱ)

a 要介護1 **894単位**

b 要介護2 **960単位**

c 要介護3 **1,025単位**

d 要介護4 **1,091単位**

e 要介護5 **1,156単位**

⑶ ユニット型認知症疾患型短期入所療養介護費（1日につき）

㈠ ユニット型認知症疾患型短期入所療養介護費(Ⅰ)

a ユニット型認知症疾患型短期入所療養介護費

i 要介護1 **1,171単位**

ii 要介護2 **1,236単位**

iii 要介護3 **1,303単位**

iv 要介護4 **1,368単位**

v 要介護5 **1,434単位**

b 経過的ユニット型認知症疾患型短期入所療養介護費

i 要介護1 **1,171単位**

ii 要介護2 **1,236単位**

iii 要介護3 **1,303単位**

iv 要介護4 **1,368単位**

v 要介護5 **1,434単位**

㈡ ユニット型認知症疾患型短期入所療養介護費(Ⅱ)

a ユニット型認知症疾患型短期入所療養介護費

i 要介護1 **1,115単位**

ⅱ 要介護２　**1,183単位**

ⅲ 要介護３　**1,253単位**

ⅳ 要介護４　**1,322単位**

ⅴ 要介護５　**1,390単位**

b 経過的ユニット型認知症疾患型短期入所療養介護費

ⅰ 要介護１　**1,115単位**

ⅱ 要介護２　**1,183単位**

ⅲ 要介護３　**1,253単位**

ⅳ 要介護４　**1,322単位**

ⅴ 要介護５　**1,390単位**

⑷ 特定認知症疾患型短期入所療養介護費

㈠３時間以上４時間未満　**670単位**

㈡４時間以上６時間未満　**927単位**

㈢６時間以上８時間未満　**1,288単位**

注　１～３　(略)

４　別に厚生労働大臣が定める利用者に対し、居宅サービス計画において計画的に行うこととなっていない指定短期入所療養介護を緊急に行った場合は、緊急短期入所受入加算として、利用を開始した日から起算して７日（利用者の日常生活上の世話を行う家族の疾病等やむを得ない事情がある場合は、14日）を限度として１日につき90単位を所定単位数に加算する。

５～８　(略)

⑸・⑹　(略)

⑺　サービス提供体制強化加算

注　別に厚生労働大臣が定める基準に適合しているものとして都道府県知事に届け出た指定短期入所療養介護事業所が、利用者に対し、指定短期入所療養介護を行った場合は、当該基準に掲げる区分に従い、１日につき次に掲げる所定単位数を加算する。ただし、次に掲げるいずれかの加算を算定している場合においては、次に掲げるその他の加算は算定しない。

㈠ サービス提供体制強化加算(Ⅰ)　**22単位**

㈡ サービス提供体制強化加算(Ⅱ)　**18単位**

㈢ サービス提供体制強化加算(Ⅲ)　　**6単位**

⑻　介護職員処遇改善加算

注　別に厚生労働大臣が定める基準に適合している介護職員の賃金の改善等を実施しているものとして都道府県知事に届け出た指定短期入所療養介護事業所が、利用者に対し、指定短期入所療養介護を行った場合は、当該基準に掲げる区分に従い、令和６年３月31日までの間（㈣及び㈤については、別に厚生労働大臣が定める期日までの間）、次に掲げる単位数を所定単位数に加算する。ただし、次に掲げるいずれかの加算を算定している場合においては、次に掲げるその他の加算は算定しない。

㈠〜㈢　（略）

⑼　（略）

ホ　介護医療院における短期入所療養介護費

⑴　Ⅰ型介護医療院短期入所療養介護費（１日につき）

㈠　Ⅰ型介護医療院短期入所療養介護費(Ⅰ)

a　Ⅰ型介護医療院短期入所療養介護(ⅰ)

ⅰ　要介護１　**762単位**

ⅱ　要介護２　**874単位**

ⅲ　要介護３　**1,112単位**

ⅳ　要介護４　**1,214単位**

ⅴ　要介護５　**1,305単位**

b　Ⅰ型介護医療院短期入所療養介護費(ⅱ)

ⅰ　要介護１　**875単位**

ⅱ　要介護２　**985単位**

ⅲ　要介護３　**1,224単位**

ⅳ　要介護４　**1,325単位**

ⅴ　要介護５　**1,416単位**

㈡　Ⅰ型介護医療院短期入所療養介護費(Ⅱ)

a　Ⅰ型介護医療院短期入所療養介護費(ⅰ)

ⅰ　要介護１　**752単位**

ⅱ　要介護２　**861単位**

iii　要介護３　**1,096単位**

iv　要介護４　**1,197単位**

v　要介護５　**1,287単位**

b　Ⅰ型介護医療院短期入所療養介護費(ii)

i　要介護１　**862単位**

ii　要介護２　**972単位**

iii　要介護３　**1,207単位**

iv　要介護４　**1,306単位**

v　要介護５　**1,396単位**

(三)　Ⅰ型介護医療院短期入所療養介護費(Ⅲ)

a　Ⅰ型介護医療院短期入所療養介護費(i)

i　要介護１　**736単位**

ii　要介護２　**845単位**

iii　要介護３　**1,080単位**

iv　要介護４　**1,180単位**

v　要介護５　**1,270単位**

b　Ⅰ型介護医療院短期入所療養介護費(ii)

i　要介護１　**846単位**

ii　要介護２　**955単位**

iii　要介護３　**1,190単位**

iv　要介護４　**1,290単位**

v　要介護５　**1,380単位**

(2)　Ⅱ型介護医療院短期入所療養介護費（１日につき）

(一)　Ⅱ型介護医療院短期入所療養介護費(Ⅰ)

a　Ⅱ型介護医療院短期入所療養介護費(i)

i　要介護１　**716単位**

ii　要介護２　**812単位**

iii　要介護３　**1,022単位**

iv　要介護４　**1,111単位**

v　要介護５　**1,192単位**

b　Ⅱ型介護医療院短期入所療養介護費(ⅱ)

ⅰ　要介護１　**828単位**

ⅱ　要介護２　**925単位**

ⅲ　要介護３　**1,133単位**

ⅳ　要介護４　**1,223単位**

ⅴ　要介護５　**1,303単位**

㈡　Ⅱ型介護医療院短期入所療養介護費(Ⅱ)

a　Ⅱ型介護医療院短期入所療養介護費(ⅰ)

ⅰ　要介護１　**700単位**

ⅱ　要介護２　**796単位**

ⅲ　要介護３　**1,006単位**

ⅳ　要介護４　**1,094単位**

ⅴ　要介護５　**1,175単位**

b　Ⅱ型介護医療院短期入所療養介護費(ⅱ)

ⅰ　要介護１　**811単位**

ⅱ　要介護２　**908単位**

ⅲ　要介護３　**1,117単位**

ⅳ　要介護４　**1,207単位**

ⅴ　要介護５　**1,287単位**

㈢　Ⅱ型介護医療院短期入所療養介護費(Ⅲ)

a　Ⅱ型介護医療院短期入所療養介護費(ⅰ)

ⅰ　要介護１　**689単位**

ⅱ　要介護２　**785単位**

ⅲ　要介護３　**994単位**

ⅳ　要介護４　**1,083単位**

ⅴ　要介護５　**1,163単位**

b　Ⅱ型介護医療院短期入所療養介護費(ⅱ)

ⅰ　要介護１　**800単位**

ⅱ　要介護２　**897単位**

ⅲ　要介護３　**1,106単位**

iv　要介護4　**1,196単位**

v　要介護5　**1,275単位**

(3)　特別介護医療院短期入所療養介護費（1日につき）

(一)　I型特別介護医療院短期入所療養介護費

a　I型特別介護医療院短期入所療養介護費(i)

i　要介護1　**702単位**

ii　要介護2　**804単位**

iii　要介護3　**1,029単位**

iv　要介護4　**1,123単位**

v　要介護5　**1,210単位**

b　I型特別介護医療院短期入所療養介護費(ii)

i　要介護1　**805単位**

ii　要介護2　**910単位**

iii　要介護3　**1,132単位**

iv　要介護4　**1,228単位**

v　要介護5　**1,313単位**

(二)　II型特別介護医療院短期入所療養介護費

a　II型特別介護医療院短期入所療養介護費(i)

i　要介護1　**656単位**

ii　要介護2　**748単位**

iii　要介護3　**947単位**

iv　要介護4　**1,032単位**

v　要介護5　**1,108単位**

b　II型特別介護医療院短期入所療養介護費(ii)

i　要介護1　**762単位**

ii　要介護2　**855単位**

iii　要介護3　**1,054単位**

iv　要介護4　**1,137単位**

v　要介護5　**1,214単位**

(4)　ユニット型I型介護医療院短期入所療養介護費（1日につき）

㈠　ユニット型Ⅰ型介護医療院短期入所療養介護費(Ⅰ)

a　ユニット型Ⅰ型介護医療院短期入所療養介護費

i　要介護１　**892単位**

ii　要介護２　**1,002単位**

iii　要介護３　**1,242単位**

iv　要介護４　**1,343単位**

v　要介護５　**1,434単位**

b　経過的ユニット型Ⅰ型介護医療院短期入所療養介護費

i　要介護１　**892単位**

ii　要介護２　**1,002単位**

iii　要介護３　**1,242単位**

iv　要介護４　**1,343単位**

v　要介護５　**1,434単位**

㈡　ユニット型Ⅰ型介護医療院短期入所療養介護費(Ⅱ)

a　ユニット型Ⅰ型介護医療院短期入所療養介護費

i　要介護１　**882単位**

ii　要介護２　**990単位**

iii　要介護３　**1,226単位**

iv　要介護４　**1,325単位**

v　要介護５　**1,415単位**

b　経過的ユニット型Ⅰ型介護医療院短期入所療養介護費

i　要介護１　**882単位**

ii　要介護２　**990単位**

iii　要介護３　**1,226単位**

iv　要介護４　**1,325単位**

v　要介護５　**1,415単位**

(5)　ユニット型Ⅱ型介護医療院短期入所療養介護費（１日につき）

㈠　ユニット型Ⅱ型介護医療院短期入所療養介護費

a　要介護１　**891単位**

b　要介護２　**993単位**

c　要介護3　**1,215単位**

d　要介護4　**1,309単位**

e　要介護5　**1,394単位**

(二)　経過的ユニット型Ⅱ型介護医療院短期入所療養介護費

a　要介護1　**891単位**

b　要介護2　**993単位**

c　要介護3　**1,215単位**

d　要介護4　**1,309単位**

e　要介護5　**1,394単位**

(6)　ユニット型特別介護医療院短期入所療養介護費（1日につき）

(一)　ユニット型Ⅰ型特別介護医療院短期入所療養介護費

a　ユニット型Ⅰ型特別介護医療院短期入所療養介護費

i　要介護1　**841単位**

ii　要介護2　**943単位**

iii　要介護3　**1,168単位**

iv　要介護4　**1,262単位**

v　要介護5　**1,347単位**

b　経過的ユニット型Ⅰ型特別介護医療院短期入所療養介護費

i　要介護1　**841単位**

ii　要介護2　**943単位**

iii　要介護3　**1,168単位**

iv　要介護4　**1,262単位**

v　要介護5　**1,347単位**

(二)　ユニット型Ⅱ型特別介護医療院短期入所療養介護費

a　ユニット型Ⅱ型特別介護医療院短期入所療養介護費

i　要介護1　**849単位**

ii　要介護2　**946単位**

iii　要介護3　**1,156単位**

iv　要介護4　**1,247単位**

v　要介護5　**1,326単位**

b　経過的ユニット型Ⅱ型特別介護医療院短期入所療養介護費

i　要介護１　**849単位**

ii　要介護２　**946単位**

iii　要介護３　**1,156単位**

iv　要介護４　**1,247単位**

v　要介護５　**1,326単位**

⑺　特定介護医療院短期入所療養介護

㈠　３時間以上４時間未満　**670単位**

㈡　４時間以上６時間未満　**928単位**

㈢　６時間以上８時間未満　**1,289単位**

注１～６　（略）

７　別に厚生労働大臣が定める利用者に対し、居宅サービス計画において計画的に行うこととなっていない指定短期入所療養介護を緊急に行った場合は、緊急短期入所受入加算として、利用を開始した日から起算して７日（利用者の日常生活上の世話を行う家族の疾病等やむを得ない事情がある場合は、14日）を限度として、１日につき90単位を所定単位数に加算する。ただし、注６を算定している場合は、算定しない。

８～13（略）

⑻～⑿（略）

⒀　サービス提供体制強化加算

注　別に厚生労働大臣が定める基準に適合しているものとして都道府県知事に届け出た指定短期入所療養介護事業所が、利用者に対して指定短期入所療養介護を行った場合は、当該基準に掲げる区分に従い、１日につき次に掲げる所定単位数を加算する 。ただし、次に掲げるいずれかの加算を算定している場合においては、次に掲げるその他の加算は算定しない。

㈠　サービス提供体制強化加算(Ⅰ)　**22単位**

㈡　サービス提供体制強化加算(Ⅱ)　**18単位**

㈢　サービス提供体制強化加算(Ⅲ)　**22単位**

⒁　介護職員処遇改善加算

注　別に厚生労働大臣が定める基準に適合している介護職員の賃金の改善等

を実施しているものとして都道府県知事に届け出た指定短期入所療養介護事業所が、利用者に対して指定短期入所療養介護を行った場合は、当該基準に掲げる区分に従い、令和６年３月31日までの間（㈣及び㈤については、別に厚生労働大臣が定める期日までの間）、次に掲げる単位数を所定単位数に加算する。ただし、次に掲げるいずれかの加算を算定している場合においては、次に掲げるその他の加算は算定しない。

㈠～㈢　（略）

⒂　（略）

10　特定施設入居者生活介護費

イ　特定施設入居者生活介護費（１日につき）

⑴　要介護１　**538単位**

⑵　要介護２　**604単位**

⑶　要介護３　**674単位**

⑷　要介護４　**738単位**

⑸　要介護５　**807単位**

ロ　外部サービス利用型特定施設入居者生活介護費（１月につき）

ハ　短期利用特定施設入居者生活介護費（１日につき）

⑴　要介護１　**538単位**

⑵　要介護２　**604単位**

⑶　要介護３　**674単位**

⑷　要介護４　**738単位**

⑸　要介護５　**807単位**

注　（略）

２　ロについて、指定特定施設において、外部サービス利用型指定特定施設入居者生活介護（指定居宅サービス基準第192条の２に規定する外部サービス利用型指定特定施設入居者生活介護をいう。以下同じ。）を行った場合に、別に厚生労働大臣が定めるサービスの種類及び当該サービスの単位数を基に得た当該外部サービス利用型指定特定施設入居者生活介護に係る総単位数について、利用者の要介護状態区分ごとに別に厚生労働大臣が定める単位数を限度として算定する。ただし、介護職員の員数が別に厚生労働大臣が定める基準に該当する場合は、別に厚生労働大臣が定めるところにより算定する。

3・4 (略)

5 イについて、別に厚生労働大臣が定める基準に適合しているものとして都道府県知事に届け出た指定特定施設において、利用者に対して、指定特定施設入居者生活介護を行った場合は、当該基準に掲げる区分に従い、1日につき次に掲げる所定単位数を加算する。ただし、トを算定している場合においては、算定しない。また、次に掲げるいずれかの加算を算定している場合においては、次に掲げるその他の加算は算定しない。

(1) 入居継続支援加算(Ⅰ) **36単位**

(2) 入居継続支援加算(Ⅱ) **22単位**

6 イについて、別に厚生労働大臣が定める基準に適合しているものとして都道府県知事に届け出た指定特定施設において、外部との連携により、利用者の身体の状況等の評価を行い、かつ、個別機能訓練計画を作成した場合には、当該基準に掲げる区分に従い、(1)については、利用者の急性増悪等により当該個別機能訓練計画を見直した場合を除き3月に1回を限度として、1月につき、(2)については1月につき、次に掲げる単位数を所定単位数に加算する。ただし、次に掲げるいずれかの加算を算定している場合においては、次に掲げるその他の加算は算定しない。また、注7を算定している場合、(1)は算定せず、(2)は1月につき**100単位**を所定単位数に加算する。

(1) 生活機能向上連携加算(Ⅰ) **100単位**

(2) 生活機能向上連携加算(Ⅱ) **200単位**

7 イについて、専ら機能訓練指導員の職務に従事する常勤の理学療法士、作業療法士、言語聴覚士、看護職員、柔道整復師 、あん摩マッサージ指圧師、はり師又はきゅう師（はり師及びきゅう師については、理学療法士、作業療法士、言語聴覚士、看護職員、柔道整復師又はあん摩マッサージ指圧師の資格を有する機能訓練指導員を配置した事業所で6月以上機能訓練指導に従事した経験を有する者に限る。）（以下この号において「理学療法士等」という。）を1名以上配置しているもの（利用者の数が100を超える指定特定施設にあっては、専ら機能訓練指導員の職務に従事する常勤の理学療法士等を1名以上配置し、かつ、理学療法士等である従業者を機能訓練指導員として常勤換算方法で利用者の数を100で除した数以上配置しているもの）として都道府県知事に届け出た指定特定施設において、利用者に対して、機能訓練指導員、看護職員、介護職員、生活相談員その他の職種の者が共同して、利用者ごとに個別機能訓練計画を作成し、当該計画に基づき、計画的に機能訓練を行っている場合は、個別機能訓練加算(Ⅰ)として、１日につき12単位を所定単位数に加算する。また、個別機能訓練加算(Ⅰ)を算定している場合であって、かつ、個別機能訓練計画の内容等の情報を厚生労働省に提出し、機能訓練の実施に当たって、当該情報その他機能訓練の適切かつ有効な実施のために必要な情報を活用した場合は、個別機能訓練加算(Ⅱ)として、１月につき20単位を所定単位数に加算する。

８　イについて、別に厚生労働大臣が定める基準に適合しているものとして都道府県知事に届け出た指定特定施設において、利用者に対して指定特定施設入居者生活介護を行った場合は、評価対象期間（別に厚生労働大臣が定める期間をいう。）の満了日の属する月の翌月から12月以内の期間に限り、当該基準に掲げる区分に従い、１月につき次に掲げる単位数を所定単位数に加算する。ただし、次に掲げるいずれかの加算を算定している場合においては、次に掲げるその他の加算は算定しない。

イ　ＡＤＬ維持等加算(Ⅰ)　**30単位**

ロ　ＡＤＬ維持等加算(Ⅱ)　**60単位**

９～12（略）

13　イについて、別に厚生労働大臣が定める基準に適合する指定特定施設の従業者が、利用開始時及び利用中６月ごとに利用者の口腔の健康状態のスクリーニング及び栄養状態のスクリーニングを行った場合に、口腔・栄養スクリーニング加算として１回につき20単位を所定単位数に加算する。ただし、当該利用者について、当該事業所以外で既に口腔・栄養スクリーニング加算を算定している場合にあっては算定しない。

14　イについて、次に掲げるいずれの基準にも適合しているものとして都道府県知事に届け出た指定特定施設が、利用者に対し指定特定施設入居者生活介護を行った場合は、科学的介護推進体制加算として、１月につき40単位を所定単位数に加算する。

イ　利用者ごとのＡＤＬ値、栄養状態、口腔機能、認知症の状況その他の利用者の心身の状況等に係る基本的な情報を、厚生労働省に提出していること。
ロ　必要に応じて特定施設サービス計画（指定居宅サービス基準第184条第1項に規定する特定施設サービス計画をいう。）を見直すなど、指定特定施設入居者生活介護の提供に当たって、イに規定する情報その他指定特定施設入居者生活介護を適切かつ有効に提供するために必要な情報を活用していること。
ニ　(略)
ホ　看取り介護加算
注1　イについて、別に厚生労働大臣が定める施設基準に適合しているものとして都道府県知事に届け出た指定特定施設において、別に厚生労働大臣が定める基準に適合する利用者について看取り介護を行った場合は、看取り介護加算(Ⅰ)として、死亡日以前31日以上45日以下については1日につき72単位を、死亡日以前4日以上30日以下については1日につき144単位を、死亡日の前日及び前々日については1日につき680単位を、死亡日については1日につき1,280単位を死亡月に加算する。ただし、退居した日の翌日から死亡日までの間は、算定しない。また、夜間看護体制加算を算定していない場合は、算定しない。
2　イについて、別に厚生労働大臣が定める施設基準に適合しているものとして都道府県知事に届け出た指定特定施設において、別に厚生労働大臣が定める基準に適合する利用者について看取り介護を行った場合は、看取り介護加算(Ⅱ)として、死亡日以前31日以上45日以下については1日につき572単位を、死亡日以前4日以上30日以下については1日につき644単位を、死亡日の前日及び前々日については1日につき1,180単位を、死亡日については1日につき1,780単位を死亡月に加算する。ただし、退居した日の翌日から死亡日までの間は、算定しない。また、看取り介護加算(Ⅰ)を算定している場合又は夜間看護体制加算を算定していない場合は、算定しない。
ヘ　(略)
ト　サービス提供体制強化加算
注　別に厚生労働大臣が定める基準に適合しているものとして都道府県知事に届け出た指定特定施設が、利用者に対し、指定特定施設入居者生活介護を行った場合は、当該基準に掲げる区分に従い、1日につき次に掲げる所定単位数を加算する。ただし、次に掲げるいずれかの加算を算定している場合においては、次に掲げるその他の加算は算定しない。

⑴ サービス提供体制強化加算(Ⅰ)　**22単位**

⑵ サービス提供体制強化加算(Ⅱ)　**18単位**

⑶ サービス提供体制強化加算(Ⅲ)　**6単位**

チ　介護職員処遇改善加算

注　別に厚生労働大臣が定める基準に適合している介護職員の賃金の改善等を実施しているものとして都道府県知事に届け出た指定特定施設が、利用者に対し、指定特定施設入居者生活介護を行った場合は、当該基準に掲げる区分に従い、令和６年３月31日までの間（⑷及び⑸については、別に厚生労働大臣が定める期日までの間）、次に掲げる単位数を所定単位数に加算する。ただし、次に掲げるいずれかの加算を算定している場合においては、次に掲げるその他の加算は算定しない。

⑴～⑶　（略）

リ　（略）

11　（略）

第 5 章

練習問題に挑戦してみよう!

【介護の基礎知識&介護報酬請求書の作成編】

【介護事務の練習問題・その１】

問1　次の文章のうち正しいものはどれですか。

※答えはa～eの中から選んでください。

※解答は、155ページを参照してください。

（1）介護保険の費用は原則として介護サービスを受けた利用者がその１割～２割を負担する。

（2）介護保険制度は1997年より施行されている。

（3）第２号被保険者は、脊柱管狭窄症等の特定の疾患に起因して介護が必要になった場合に限り、介護サービスを受けることができる。

（4）介護保険制度は、原則として窓口負担なしで実施してきた老人医療制度の一部を介護保険制度に移行させたものである。

a　（1）（2）　b　（2）（3）　c　（1）（3）
d　（2）（4）　e　（3）（4）

問2　次の文章のうち正しいものはどれですか。

（1）介護予備軍である要支援者においても予防給付としてサービスが設けられている。

（2）施設サービスにおいても介護予防サービスが設定されている。

（3）地域密着型通所介護における1級地の1単位あたりの単価は10.90円である。

（4）介護療養型医療施設については、2025年3月末に廃止期限が延長されている。

a　（1）（2）　b　（2）（3）　c　（1）（3）

d　（2）（4）　e　（3）（4）

問3　次の文章のうち正しいものはどれですか。

（1）介護保険に設けられていない医師の訪問診療や医療処置などは、医療保険にて請求する。

（2）施設サービスや短期入所サービスなど施設に関わるサービスを利用した場合は、1割～3割負担以外に食費・室料・光熱水費が自己負担となる。

（3）介護報酬の請求は、保険者である市町村・広域連合の委託を受けた支払基金に対して行う。

（4）利用者負担の支払いを受けた場合は、必要に応じて、個別のサービス費用ごとに区分して記載した領収書を交付しなければならない。

a　（1）（2）　b　（2）（3）　c　（1）（3）

d　（2）（4）　e　（3）（4）

問4　次の文章のうち正しいものはどれですか。

（1）介護保険の請求において月遅れ請求の時効は3年間である。

（2）介護給付費審査委員会で審査を担当する審査委員の任期は3年である。

（3）一人の利用者の明細書が同一サービス提供月で重複している場合、返戻の扱いとなり、事業所に請求書等を差し戻す。

（4）複数の公費負担制度に該当している場合は、適用の優先順位に基づいて適用する。

a　（1）（2）　b　（2）（3）　c　（1）（3）
d　（2）（4）　e　（3）（4）

問5　次の文章のうち正しいものはどれですか。

（1）介護報酬によるものと総合事業によるものを一体的に提供している場合、計画書や実績報告書は各1枚で提出して差し支えない。

（2）訪問看護計画書等は2年間保存しなければならない。

（3）身体介護とは、掃除、洗濯、調理などの日常生活の援助であり、利用者が単身、家族が障害・疾病などのため本人や家族が家事をおこなうことが困難な場合に行われるものをいう。

（4）水、エア、ゲル、シリコン、ウレタン等からなる全身用のマットであって、体圧を分散することにより、圧迫部位への圧力を減ずることを目的として作成された体位変換機は介護保険の給付対象となる福祉用具である。

a　（1）（2）　b　（2）（3）　c　（1）（3）
d　（2）（4）　e　（3）（4）

問6　次の文章のうち正しいものはどれですか。

（1）外泊時の費用を算出した日については、施設サービス費に係る加算・減算項目、特定診療費などは算定することができない。

（2）介護保険における摂食機能療法は医師以外の場合は算定することができず、看護師、理学療法士等が実施した場合は、医療保険において算定する。

（3）特別療養費に係る感染対策指導管理の基準には、MRSA等の感染を防止するにつき十分な設備を有し、体制が整備されていることとされている。

（4）連携型定期巡回・随時対応サービス事業所と同一法人が運営する訪問看護事業所と連携することはいかなる場合においても認められない。

a　（1）（2）　b　（2）（3）　c　（1）（3）
d　（2）（4）　e　（3）（4）

問7　次の文章のうち正しいものはどれですか。

（1）介護保険適用病床に入院している患者に対し歯科療養を行った場合についての当該療養に係る給付については介護保険から行う。

（2）介護老人保健施設において薬剤管理指導をするにあたっては、医薬品情報管理室を設置する必要があるが、併設医療機関との兼用は認められない。

（3）入院に伴い一旦施設を退所した者が、退院後に再入所した場合は、日常生活継続支援加算の算定要件における新規入所者に含めることができない。

（4）日常生活継続支援加算におけるたんの吸引等の行為を必要とする者とは、医師の指示を受けて介護老人福祉施設の看護職員や介護職員が行っている者をいう。

a　（1）（2）　b　（2）（3）　c　（1）（3）
d　（2）（4）　e　（3）（4）

問8　次の文章のうち正しいものはどれですか。

（1）デイサービスやショートステイの利用者が弁当を持参するため、受け入れを拒むことはサービス提供事業所の判断に委ねられている。

（2）通所リハビリテーションにおける若年性認知症ケア加算を算定できるのは、40歳以上65歳未満の若年性認知症の者である。

（3）指定居宅介護支援事業所は、正当な理由なくサービス提供を拒否できないと定められているが、ここでいう正当な理由には、当該事業所の現員からは利用申し込みに応じきれない場合などが該当する。

（4）通所サービスのサービス提供時間における併設医療機関の受診は原則として認められる。

a　（1）（2）　b　（2）（3）　c　（1）（3）

d　（2）（4）　e　（3）（4）

問9　次の文章のうち正しいものはどれですか。

（1）患者の生活機能の改善等を目的とする理学療法、作業療法、言語聴覚療法等により構成され、いずれも実用的な日常生活における諸活動の自立性の向上を目的として行われるのがリハビリテーションである。

（2）医療保険適用病床入院からの外泊中に、介護保険の給付対象である訪問通所サービスの利用は介護保険において算定することはできない。

（3）指定訪問看護ステーションの理学療法士が訪問看護を行った場合、回数にかかわらず所定単位の90/100にて算定する。

（4）訪問介護費における夜間とは午後7時から午後10時までの時間をいう。

a　（1）（2）　b　（2）（3）　c　（1）（3）

d　（2）（4）　e　（3）（4）

問10　次の文章のうち正しいものはどれですか。

（1）血清アルブミン値が3.5g/dL以下である者、BMIが18.5未満の者は通所介護費における栄養改善サービスの提供が必要な者である。

（2）病院又は診療所における短期入所療養介護に係る居宅サービス介護給付費明細書は、様式第五を使用する。

（3）短期入所療養介護費における重度療養管理加算は、要介護3～5の者であって、常時低血圧等厚生労働大臣の定める状態にある利用者において算定することができる。

（4）認知症ケア加算を算定している介護老人保健施設の場合、夜勤職員配置加算の基準は、認知症専門棟とそれ以外の部分のいずれかにおいて満たさなければならない。

a　（1）（2）　b　（2）（3）　c　（1）（3）
d　（2）（4）　e　（3）（4）

【練習問題・その1の解答】

問1	問2	問3	問4	問5
e	c	a	e	a
問6	問7	問8	問9	問10
c	e	b	a	a

【介護事務の練習問題・その2】

問1　次の文章のうち正しいものはどれですか。

※答えは、下のa～eの中から選んでください。

※解答は、161ページを参照してください。

（1）要介護2で利用できる1か月あたりの単位数は16,765単位である。

（2）介護報酬は3年に1回改定される。

（3）京都府京都市は4級地である。

（4）福祉用具貸与は全国統一で1単位当たり10円である。

a　（1）（2）　b　（2）（3）　c　（1）（3）

d　（2）（4）　e　（3）（4）

問2　次の文章のうち正しいものはどれですか。

（1）介護保険における施設サービスの財源は、公費50%、保険料50%で構成されている。

（2）居宅療養管理指導は区分支給限度基準額の対象にならないサービスである。

（3）高血圧症は特定疾病に該当し、当該疾患が原因で介護が必要になった第2号被保険者は介護サービスを受けることができる。

（4）介護サービスの利用計画は、原則本人以外は作成することができない。

a　（1）（2）　b　（2）（3）　c　（1）（3）

d　（2）（4）　e　（3）（4）

問3　次の文章のうち正しいものはどれですか。

（1）ケアプランについては10割を社会保険診療報酬支払基金に請求する。

（2）利用者負担の支払いを受けた場合、領収書の交付をしなければならないとされているが、領収書の記載事項に関する規定は定められておらず合計金額が記載されていれば差し支えない。

（3）介護報酬は原則として伝送又は磁気媒体による請求方法で行われている。

（4）介護保険給付対象の利用料は、1円単位で徴収する。

a　（1）（2）　b　（2）（3）　c　（1）（3）
d　（2）（4）　e　（3）（4）

問4　次の文章のうち正しいものはどれですか。

（1）介護給付費の請求は原則電子請求により行われるが、伝送であれば到着は休日を除く9時から23時とされている。

（2）介護給付費の請求はサービス提供月の翌月10日までに提出しなければならないが、提出できなかった給付費については月遅れ請求として翌々月以降に請求することができる。

（3）生活保護法の適用を受けている者が、介護が必要になった場合は資格証明書として介護券が発行される。

（4）原爆被爆者援護法において被爆者手帳を有している場合の利用者負担は、5%である。

a　（1）（2）　b　（2）（3）　c　（1）（3）
d　（2）（4）　e　（3）（4）

問5　次の文章のうち正しいものはどれですか。

（1）介護報酬の請求はサービス提供月の翌月10日までに国保連合会に提出し、サービス提供月の翌月末にサービス提供事業所等に対して支払いが行われる。

（2）国保連合会ではサービス事業所から提出された請求書に対して点検を行うが、不備があった場合は、返戻として事業所に差し戻すことがある。

（3）福祉用具貸与における特別搬入費は保険外徴収が認められている。

（4）介護保険法が成立したのは、2000年である。

a　（1）（2）　b　（2）（3）　c　（1）（3）
d　（2）（4）　e　（3）（4）

問6　次の文章のうち正しいものはどれですか。

（1）介護保険制度下において作成される契約書は原則として印紙税の課税文書には該当しない。

（2）被保険者証の他に、負担割合証等についても本人からの申し出があれば、同様に取り扱いをしても差し支えない。

（3）介護保健施設の入所者が外泊時に利用した居宅サービスについても介護保険において請求することが認められている。

（4）要介護認定申請と同時にサービスを利用するために暫定ケアプランを作成してサービスを提供した場合において、月末までに認定結果が通知されなかった場合は、暫定的な請求として翌月10日までに請求書を提出する。

a　（1）（2）　b　（2）（3）　c　（1）（3）
d　（2）（4）　e　（3）（4）

問7　次の文章のうち正しいものはどれですか。

（1）訪問介護を1日に複数回算定する場合において、算定する時間の間隔は概ね1時間以上とされている。

（2）訪問介護において行われる身体介護に対してのみ割引を適用することは可能である。

（3）利用者が末期がん患者の場合における訪問看護は、全て医療保険で算定するため介護保険では請求することができない。

（4）医療保険における訪問看護とは取り扱いが異なり、介護保険における訪問看護を2か所の訪問看護ステーションから提供されている場合は、共に請求が認められる。

a　（1）（2）　b　（2）（3）　c　（1）（3）

d　（2）（4）　e　（3）（4）

問8　次の文章のうち正しいものはどれですか。

（1）通所介護において事業所職員が迎えに行ったが、利用者の突然の体調不良で参加できなかった場合においても、ケアプランに計画されている内容であるため参加したものとして請求が認められる。

（2）デイサービスにおいて弁当を持参する利用者については、介護サービスの提供を困難にするなど正当な理由に該当すると考えられるため、サービスの利用を断ることができる。

（3）利用者が複数の通所介護事業所を利用することは、介護保険で認められている。

（4）膝が十分に曲がらない又は便座から立ち上がるのがきつい場合に、便座の高さを変更する目的のため、新しい洋式便器に取り換えた場合は、住宅改修の支給対象として差し支えない。

a　（1）（2）　b　（2）（3）　c　（1）（3）

d　（2）（4）　e　（3）（4）

問9　次の文章のうち正しいものはどれですか。

（1）施設サービスにおいて多床室から従来型個室等に部屋替えした場合の当日の介護報酬は、部屋替えした日以降に利用する部屋の報酬で算定する。

（2）クックサーブによる食事の提供は適温の食事の提供には該当しない。

（3）窓のない居室は準個室として認められない。

（4）介護療養型医療施設において月の末日に入院した場合の感染対策指導管理の算定は、翌月の1日から算定することが認められる。

a　（1）（2）　b　（2）（3）　c　（1）（3）
d　（2）（4）　e　（3）（4）

問10　次の文章のうち正しいものはどれですか。

（1）認知症対応型共同生活介護の報酬にはホテルコストは含まれていないため、家賃・敷金・礼金・共益費といった費用は利用者の負担とすることが認められている。

（2）複合型サービス費におけるターミナルケア加算は、ターミナルケアを行ってから24時間以内に死亡が確認される場合に算定することができる。

（3）特別養護老人ホームにおいて医師の配置は2名以上と定められている。

（4）介護療養型医療施設は、法人格があれば保険医療機関以外でも設立することが可能である。

a　（1）（2）　b　（2）（3）　c　（1）（3）
d　（2）（4）　e　（3）（4）

【練習問題・その2の解答】

問1 d	問2 a	問3 e	問4 b	問5 b
問6 a	問7 e	問8 e	問9 c	問10 a

【介護報酬請求事務の実技問題】

問1　次の条件とサービス提供票をもとに、令和３年４月分の介護レセプトを作成しなさい。

※解答、解説は167～171ページを参照してください。

○利用者

氏名	山本　健治　（ヤマモト　ケンジ）
性別	男
生年月日	昭和10年6月13日
被保険者番号	1003568599
給付率	9割
要介護	4
認定有効期間	令和３年４月1日～令和４年３月31日
保険者番号	131011
保険者名	東京都千代田区（1級地）

○居宅介護支援事業所

事業所名称	JM訪問介護センター
事業所番号	1344219302
担当者	長谷部　康子

※ 各サービスは令和３年３月より開始されている。

○請求事業所

1.ひまわり訪問福祉事業所　　事業所番号　1328668798
（1級地）　所在地：省略　連絡先：省略

※特定事業所加算（Ⅰ）届出

2.かがやき訪問看護ステーション　　　事業所番号　1336568125
（1級地）　所在地：省略　連絡先：省略
※看護・介護職員連携強化加算
※サービス提供体制強化加算（Ⅰ）届出

3.ひかり療養病院　　　事業所番号　1362580318
（2級地）　所在地：省略　連絡先：省略
※送迎加算
※サービス提供体制強化加算（Ⅲ）届出
※介護職員処遇改善加算（Ⅰ）届出
※令和3年4月20日から入所、4月30日退所
※利用者負担段階：第2段階

【サービス提供票】

認定済　申請中

令和３年４月分　　サービス提供票

居宅介護支援事業者→サービス事業者

保険者番号	1 3 1 0 1 1	保険者名	東京都千代田区	居宅介護支援事業者氏名担当者名	JM訪問介護センター　長谷部　康子	作成年月日	令和 3年　3月　25日
被保険者番号	1 0 0 3 5 6 8 5 9 9	フリガナ	ヤマモト　ケンジ	保険者確認印		届出年月日	令和　年　月　日
		被保険者氏名	山本　健治				

生年月日	明・大・昭 10年6月13日	性別	男・女	要介護状態区分	要介護4	区分支給限度基準額	30,938 単位/月	限度額適用期間	令和３年４年１日から 令和４年３年31日まで	前月までの短期入所利用日数	日
				変更後要介護状態区分変更日	要介護１２３４５ 令和　年　月　日						

提供時間帯	サービス内容	サービス事業者事業所名		月間サービス計画及び実績の記録																														
			日付	1	2	3	4	5	6	7	8	9	10	11	12	13	14	15	16	17	18	19	20	21	22	23	24	25	26	27	28	29	30	合計
			曜日	木	金	土	日	月	火	水	木	金	土	日	月	火	水	木	金	土	日	月	火	水	木	金	土	日	月	火	水	木	金	回数
10:30～12:00	身体3・2人・I	ひまわり訪問福祉事業所	予定		1			1		1		1			1		1		1			1												8
			実績		1			1		1		1			1		1		1			1												8
14:00～14:30	訪看I2	かがやき訪問看護ステーション	予定						1																									2
			実績						1																									2
14:00～14:30	訪問看護介護連携強化加算	かがやき訪問看護ステーション	予定						1																									1
			実績						1																									1
	病院療養短期Ii4	ひかり療養病院	予定																				1	1	1	1	1	1	1	1	1	1	1	11
			実績																				1	1	1	1	1	1	1	1	1	1	1	11
	病院療養短期送迎加算	ひかり療養病院	予定																				1										1	2
			実績																				1										1	2
			予定																															
			実績																															
			予定																															
			実績																															
			予定																															
			実績																															
			予定																															
			実績																															
			予定																															
			実績																															
			予定																															
			実績																															
			予定																															
			実績																															
			予定																															
			実績																															

【解答用介護給付費明細書（様式第二）】 ※コピーしてお使いください。

様式第二（附則第二条関係）

居宅サービス・地域密着型サービス介護給付費明細書
（訪問介護・訪問入浴介護・訪問看護・訪問リハ・居宅療養管理指導・通所介護・通所リハ・福祉用具貸与・定期巡回・随時対応型訪問介護看護・夜間対応型訪問介護・地域密着型通所介護・認知症対応型通所介護・小規模多機能型居宅介護（短期利用以外）・小規模多機能型居宅介護（短期利用）・複合型サービス（看護小規模多機能型居宅介護・短期利用以外）・複合型サービス（看護小規模多機能型居宅介護・短期利用））

公費負担者番号		令和　　年　　月分	
公費受給者番号		保険者番号	

被保険者	被保険者番号		請求事業者	事業所番号	
	(ﾌﾘｶﾞﾅ)			事業所名称	
	氏名			所在地	〒　　－
	生年月日	1. 明治　2. 大正　3. 昭和　　年　　月　　日　性別　1. 男　2. 女			
	要介護状態区分	要介護1・2・3・4・5			
	認定有効期間	令和　　年　　月　　日から 令和　　年　　月　　日まで		連絡先	電話番号

居宅サービス計画	1．居宅介護支援事業者作成　　2．被保険者自己作成		
	事業所番号		事業所名称
開始年月日	令和　　年　　月　　日	中止年月日	令和　　年　　月　　日
中止理由	1. 非該当　3. 医療機関入院　4. 死亡　5. その他　6. 介護老人福祉施設入所　7. 介護老人保健施設入所　8. 介護療養型医療施設入所　9. 介護医療院入所		

給付費明細欄

サービス内容	サービスコード	単位数	回数	サービス単位数	公費分回数	公費対象単位数	摘要

給付費明細（住所地特例対象者）

サービス内容	サービスコード	単位数	回数	サービス単位数	公費分回数	公費対象単位数	施設所在保険者番号	摘要

請求額集計欄

①サービス種類コード／②名称					
③サービス実日数	日	日	日	日	
④計画単位数					
⑤限度額管理対象単位数					
⑥限度額管理対象外単位数					給付率（/100）
⑦給付単位数（④⑤のうち少ない数）＋⑥					保険
⑧公費分単位数					公費
⑨単位数単価	▲　円/単位	▲　円/単位	▲　円/単位	▲　円/単位	合計
⑩保険請求額					
⑪利用者負担額					
⑫公費請求額					
⑬公費分本人負担					

社会福祉法人等による軽減欄

軽減率	▲　%	受領すべき利用者負担の総額（円）	軽減額（円）	軽減後利用者負担額（円）	備考

	枚中		枚目

【解答用介護給付費明細書（様式第五）】 ※コピーしてお使いください。

様式第五（附則第二条関係）

居宅サービス介護給付費明細書
（病院・診療所における短期入所療養介護）

公費負担者番号		令和 年 月分	
公費受給者番号		保険者番号	

被保険者	被保険者番号		請求事業者	事業所番号
	(ﾌﾘｶﾞﾅ)			事業所名称
	氏名			所在地 〒 －
	生年月日	1.明治 2.大正 3.昭和 年 月 日　性別 1. 男 2. 女		
	要介護状態区分	要介護1・2・3・4・5		
	認定有効期間	令和 年 月 日から 令和 年 月 日まで		連絡先　電話番号

居宅サービス計画	1．居宅介護支援事業者作成　2．被保険者自己作成		入所年月日　令和 年 月 日
	事業所番号		退所年月日　令和 年 月 日
	事業所名称		短期入所　実日数

給付費明細欄	サービス内容	サービスコード	単位数	回数	サービス単位数	公費分回数	公費対象単位数	摘要
	合計							

特定診療費	傷病名							
	識別番号	内容	単位数	回数	保険分単位数	公費回数	公費分単位数	摘要
	合計							

請求額集計欄	区分	保険分	公費分	保険分特定診療費	公費分特定診療費
	①計画単位数				
	②限度額管理対象単位数				
	③限度額管理対象外単位数				
	④給付単位数				
	⑤単位数単価	▲ 円／単位		10円／単位	10円／単位
	⑥給付率	／100	／100	／100	／100
	⑦請求額（円）				
	⑧利用者負担額（円）				

サービス費 特定入所者介護	サービス内容	サービスコード	費用単価(円)	負担限度額	日数	費用額(円)	保険分	公費日数	公費分	利用者負担額
	合計									
						保険分請求額(円)		公費分請求額		公費分本人負担月額

枚中　枚目

【実技・解答　請求事業者：ひまわり訪問福祉事業所】

様式第二（附則第二条関係）

居宅サービス・地域密着型サービス介護給付費明細書
（訪問介護・訪問入浴介護・訪問看護・訪問リハ・居宅療養管理指導・通所介護・通所リハ・福祉用具貸与・定期巡回・随時対応型訪問介護看護・夜間対応型訪問介護・地域密着型通所介護・認知症対応型通所介護・小規模多機能型居宅介護（短期利用以外）・小規模多機能型居宅介護（短期利用）・複合型サービス（看護小規模多機能型居宅介護・短期利用以外）・複合型サービス（看護小規模多機能型居宅介護・短期利用））

公費負担者番号	
公費受給者番号	
令和	03 年 04 月分
保険者番号	131011

被保険者	
被保険者番号	1003568599
(ﾌﾘｶﾞﾅ)	ヤマモト　ケンジ
氏名	山本　健治
生年月日	1. 明治　2. 大正　(3.)昭和　10年06月13日
性別	(1.) 男　2. 女
要介護状態区分	要介護1・2・3・(4)・5
認定有効期間	令和 03 年 04 月 01 日 から 令和 04 年 03 月 31 日 まで

請求事業者	
事業所番号	1328668798
事業所名称	ひまわり訪問福祉事業所
所在地	〒　－ 省略
連絡先	電話番号　省略

居宅サービス計画	(1.) 居宅介護支援事業者作成　2. 被保険者自己作成
事業所番号	1344219302
事業所名称	ＪＭ訪問介護センター
開始年月日	令和　年　月　日
中止年月日	令和　年　月　日
中止理由	1. 非該当　3. 医療機関入院　4. 死亡　5. その他　6. 介護老人福祉施設入所　7. 介護老人保健施設入所　8. 介護療養型医療施設入院　9. 介護医療院入所

給付費明細欄

サービス内容	サービスコード	単位数	回数	サービス単位数	公費分回数	公費対象単位数	摘要
身体3・2人・Ⅰ	112100	1390	8	11120			

給付費明細（住所地特例対象者）

サービス内容	サービスコード	単位数	回数	サービス単位数	公費分回数	公費対象単位数	施設所在保険者番号	摘要

請求額集計欄

①サービス種類コード／②名称	11 訪問介護				
③サービス実日数	8 日	日	日	日	
④計画単位数	11120				
⑤限度額管理対象単位数	11120				
⑥限度額管理対象外単位数					給付率（/100）
⑦給付単位数（④⑤のうち少ない数）＋⑥	11120				保険 90
⑧公費分単位数					公費
⑨単位数単価	11.40 円/単位	円/単位	円/単位	円/単位	合計
⑩保険請求額	114091				114091
⑪利用者負担額	12677				12677
⑫公費請求額					
⑬公費分本人負担					

社会福祉法人等による軽減欄

軽減率	受領すべき利用者負担の総額（円）	軽減額（円）	軽減後利用者負担額（円）	備考
%				

枚中　枚目

【実技・解答　請求事業者：かがやき訪問看護ステーション】

様式第二（附則第二条関係）

居宅サービス・地域密着型サービス介護給付費明細書
（訪問介護・訪問入浴介護・訪問看護・訪問リハ・居宅療養管理指導・通所介護・通所リハ・福祉用具貸与・定期巡回・随時対応型訪問介護看護・夜間対応型訪問介護・地域密着型通所介護・認知症対応型通所介護・小規模多機能型居宅介護(短期利用以外)・小規模多機能型居宅介護(短期利用)・複合型サービス(看護小規模多機能型居宅介護・短期利用以外)・複合型サービス(看護小規模多機能型居宅介護・短期利用)）

公費負担者番号	
公費受給者番号	
令和	03年04月分
保険者番号	131011

被保険者

被保険者番号	1003568599
(ﾌﾘｶﾞﾅ)	ヤマモト　ケンジ
氏名	山本　健治
生年月日	1.明治　2.大正　③昭和　10年06月13日
性別	①男　2.女
要介護状態区分	要介護1・2・3・④・5
認定有効期間	令和03年04月01日から　令和04年03月31日まで

請求事業者

事業所番号	1336568125
事業所名称	かがやき訪問看護ステーション
所在地	〒　－　省略
連絡先	電話番号　省略

居宅サービス計画	①居宅介護支援事業者作成　2．被保険者自己作成
事業所番号	1344219302
事業所名称	ＪＭ訪問介護センター
開始年月日	令和　年　月　日
中止年月日	令和　年　月　日
中止理由	1.非該当　3.医療機関入院　4.死亡　5.その他　6.介護老人福祉施設入所　7.介護老人保健施設入所　8.介護療養型医療施設入院　9.介護医療院入所

給付費明細欄

サービス内容	サービスコード	単位数	回数	サービス単位数	公費分回数	公費対象単位数	摘要
訪看Ｉ2	131111	470	2	940			
訪問看護介護連携強化加算	134004	250	1	250			
訪問看護サービス提供体制加算Ｉ1	136103	6	2	12			

給付費明細（住所地特例対象者）

サービス内容	サービスコード	単位数	回数	サービス単位数	公費分回数	公費対象単位数	施設所在保険者番号	摘要

請求額集計欄

①サービス種類コード／②名称	13 訪問看護				
③サービス実日数	2日	日	日	日	
④計画単位数	1190				
⑤限度額管理対象単位数	1190				
⑥限度額管理対象外単位数	12				給付率（/100）
⑦給付単位数（④⑤のうち少ない数）＋⑥	1202				保険　90
⑧公費分単位数					公費
⑨単位数単価	11▲40 円/単位	▲ 円/単位	▲ 円/単位	▲ 円/単位	合計
⑩保険請求額	12331				12331
⑪利用者負担額	1371				1371
⑫公費請求額					
⑬公費分本人負担					

社会福祉法人等による軽減欄

軽減率	受領すべき利用者負担の総額（円）	軽減額（円）	軽減後利用者負担額（円）	備考
▲　%				

枚中　枚目

【実技・解答　請求事業者：ひかり療養病院】

様式第五（附則第二条関係）

居宅サービス介護給付費明細書
（病院・診療所における短期入所療養介護）

公費負担者番号	
公費受給者番号	
令和	03年04月分
保険者番号	131011

被保険者	
被保険者番号	1003568599
(ﾌﾘｶﾞﾅ)	ヤマモト　ケンジ
氏名	山本　健治
生年月日	1.明治　2.大正　③昭和　10年06月13日
性別	①男　2.女
要介護状態区分	要介護1・2・3・④・5
認定有効期間	令和03年04月01日から　令和04年03月31日まで

請求事業者	
事業所番号	1362580318
事業所名称	ひかり療養病院
所在地	〒　－　省略
連絡先	電話番号

居宅サービス計画	
	①居宅介護支援事業者作成　2．被保険者自己作成
事業所番号	1344219302
事業所名称	ＪＭ訪問介護センター
入所年月日	令和03年04月20日
退所年月日	令和03年04月30日
短期入所　実日数	11

給付費明細欄

サービス内容	サービスコード	単位数	回数	サービス単位数	公費分回数	公費対象単位数	摘要
病院療養短期Ⅰi4	232241	1139	11	12529			
病院療養短期送迎加算	232920	184	2	368			
病院療短サービス提供体制加算Ⅲ	232703	6	11	66			
病院療短処遇改善加算Ⅰ	232709	337	1	337			
合計				13300			

特定診療費

傷病名							
識別番号	内容	単位数	回数	保険分単位数	公費回数	公費分単位数	摘要
合計							

請求額集計欄

区分	保険分	公費分	保険分特定診療費	公費分特定診療費
①計画単位数	12897			
②限度額管理対象単位数	12897			
③限度額管理対象外単位数	403			
④給付単位数	13300			
⑤単位数単価	10.72 円／単位		10円／単位	10円／単位
⑥給付率	90／100	／100	／100	／100
⑦請求額（円）	128318			
⑧利用者負担額（円）	14258			

特定入所者介護サービス費

サービス内容	サービスコード	費用単価(円)	負担限度額	日数	費用額(円)	保険分	公費日数	公費分	利用者負担額
短期療養食費	592311	1445	600	11	15895	9295			6600
短期療養従来型個室	592323	1668	490	11	18348	12958			5390
合計					34243				11990
					保険分請求額(円)	22253	公費分請求額		公費分本人負担月額

枚中　枚目

（※ 2021年5月現在の情報を元に作成しています。）

【介護報酬請求の実技問題　解説】

■実技問題解説・ひまわり訪問福祉事業所（様式第二）

◎【訪問介護】……身体介護中心の所要時間1時間以上1時間30分未満の訪問介護、2人の介護員等の場合で、特定事業所加算（Ⅰ）の事業所によるサービスなので、1回あたりの単価は1,390単位となる。

計8回の実施で1,390単位×8回＝11,120単位。

◎「請求額集計欄」……訪問介護費は限度額管理対象単位数なので、④計画単位数、⑤限度額管理対象単位数、⑦給付単位数に11,120単位を記載。

事業所は1級地に所在し、⑨単位数単価は11.40円。

費用総額は、11,120単位×11.40円＝126,768円。

⑩保険請求額（介護保険給付部分）は、126,768円×90%＝114,091円。

⑪利用者負担額は、126,768円－114,091円＝12,677円となる。

■実技問題解答・かがやき訪問看護ステーション（様式第二）

◎【訪問看護】……訪問看護ステーションからの、所要時間30分未満の訪問看護であり、1回あたりの単価は470単位となる。計２回の実施で470単位×２回＝940単位。

看護・介護職員連携強化加算は、1月あたり250単位。サービス提供体制強化加算（Ⅰ）は、1回につき6単位なので、6単位×２回＝12単位。

◎「請求額集計欄」……訪問看護費、看護・介護職員連携強化加算は限度額管理対象単位数なので、④計画単位数、⑤限度額管理対象単位数に（940＋250）＝1,190単位を記載。

サービス提供体制強化加算（Ⅰ）は限度額管理対象外単位数なので、⑥限度額管理対象外単位数に12単位を記載。

⑦給付単位数に（1,190＋12）＝1,202単位を記載。

事業所は1級地に所在し、⑨単位数単価は11.40円。

費用総額は、1,202単位×11.40円＝13,702円（1円未満切り捨て）。

⑩保険請求額（介護保険給付部分）は、13,702円×90%＝12,331円（1円未

満切り捨て）。
⑪利用者負担額は、13,702円－12,331円＝1,371円となる。

■実技問題解説・ひかり療養病院（様式第五）

◎【短期入所療養介護】……Ⅰ型（療養機能強化型担当）、看護職員6：1/介護職員4：1以上、病院療養病床（従来型個室）の短期入所療養介護であり、要介護4の1日あたりの単位数は、1,139単位である。利用日数は11日であり、1,139単位×11日＝12,529単位。

送迎加算は、片道につき184単位なので184単位×2（往復）＝368単位。サービス提供体制強化加算（Ⅲ）は、1日につき6単位なので、6単位×11日＝66単位。

介護職員処遇改善加算は、総単位数にサービス種別の加算率及び要件別の係数を乗じた単位数を算定。要件（Ⅰ）なので、（12,529＋368＋66）単位×加算率26/1000＝337単位（1単位未満四捨五入）。

◎「請求額集計欄」……短期入所療養介護費、送迎加算は、限度額管理対象単位数なので、①計画単位数、②限度額管理対象単位数に（12,529＋368）＝12,897単位を記載。

サービス提供体制強化加算、介護職員処遇改善加算は限度額管理対象外単位数なので、③限度額管理対象外単位数に（66＋337）＝403単位を記載。
④給付単位数に（12,897＋403）＝13,300単位を記載。
事業所は、2級地に所在し、⑤単位数単価は10.72円。
費用総額は、13,300単位×10.72円＝142,576円
⑦請求額（介護保険給付部分）は、142,576円×90%＝128,318円（1円未満切り捨て）
⑧利用者負担額は、142,576円－128,318円＝14,258円となる。
◎「特定入所者介護サービス費」……短期入所療養介護、介護療養型医療施設なので、費用単価は食費1,445円、滞在費（従来型個室）1668円。
利用者負担段階は第2段階なので、負担限度額は食費600円、滞在費490円。

（※ 2021 年５月現在の情報を元に作成しています。）

巻末資料・サービスコード表

【Ⅰ - 資料2②】
介護給付費単位数等サービスコード表（令和３年４月施行版）
【介護サービス】　令和３年４月　より抜粋

●サービスコード表の７頁から 12 頁までを抜粋

・「特定事業所加算（Ⅰ）が適用される場合」

●サービスコード表の 36 頁から 41 頁までを抜粋

・「３ 訪問看護サービスコード表」

●サービスコード表の 138 頁から 144 頁までを抜粋

・「ロ 療養病床を有する病院における短期入所療養介護」

●サービスコード表の 210 頁より抜粋

・「Ⅳ 特定入所者介護サービス費サービスコード
　　食費及び居住費（滞在費）の基準費用額」

特定事業所加算（Ⅰ）が適用される場合

特定事業所加算（Ⅰ）が適用される場合

サービスコード		サービス内容略称	算定項目							合成単位数	算定単位
種類	項目										
11	6836	身体01・Ⅰ	訪問介護費又は共生型訪問介護費	イ身体介護が中心	(1)20分未満 167 単位				特定事業所加算（Ⅰ） 20% 加算	200	1回につき
11	6837	身体01・夜・Ⅰ						夜間早朝の場合 25% 加算		251	
11	6838	身体01・深・Ⅰ						深夜の場合 50% 加算		301	
11	6839	身体01・2人・Ⅰ					2人の介護員等の場合 × 200%			401	
11	6840	身体01・2人・夜・Ⅰ						夜間早朝の場合 25% 加算		502	
11	6841	身体01・2人・深・Ⅰ						深夜の場合 50% 加算		601	
11	4563	身体02・Ⅰ			(1)20分未満 167 単位 ※頻回の訪問として行う場合					200	
11	4564	身体02・夜・Ⅰ						夜間早朝の場合 25% 加算		251	
11	4565	身体02・深・Ⅰ						深夜の場合 50% 加算		301	
11	4566	身体02・2人・Ⅰ					2人の介護員等の場合 × 200%			401	
11	4567	身体02・2人・夜・Ⅰ						夜間早朝の場合 25% 加算		502	
11	4568	身体02・2人・深・Ⅰ						深夜の場合 50% 加算		601	
11	2001	身体1・Ⅰ			(2)20分以上30分未満 250 単位					300	
11	2002	身体1・夜・Ⅰ						夜間早朝の場合 25% 加算		376	
11	2003	身体1・深・Ⅰ						深夜の場合 50% 加算		450	
11	2004	身体1・2人・Ⅰ					2人の介護員等の場合 × 200%			600	
11	2005	身体1・2人・夜・Ⅰ						夜間早朝の場合 25% 加算		750	
11	2006	身体1・2人・深・Ⅰ						深夜の場合 50% 加算		900	
11	2013	身1生1・Ⅰ			(2)に引き続き生活援助が中心であるとき 250 単位	生活援助 20分以上45分未満行った場合 ＋ 1 × 67 単位				380	
11	2014	身1生1・夜・Ⅰ						夜間早朝の場合 25% 加算		475	
11	2015	身1生1・深・Ⅰ						深夜の場合 50% 加算		571	
11	2016	身1生1・2人・Ⅰ					2人の介護員等の場合 × 200%			761	
11	2017	身1生1・2人・夜・Ⅰ						夜間早朝の場合 25% 加算		952	
11	2018	身1生1・2人・深・Ⅰ						深夜の場合 50% 加算		1,141	
11	2025	身1生2・Ⅰ				生活援助 45分以上70分未満行った場合 ＋ 2 × 67 単位				461	
11	2026	身1生2・夜・Ⅰ						夜間早朝の場合 25% 加算		576	
11	2027	身1生2・深・Ⅰ						深夜の場合 50% 加算		691	
11	2028	身1生2・2人・Ⅰ					2人の介護員等の場合 × 200%			922	
11	2029	身1生2・2人・夜・Ⅰ						夜間早朝の場合 25% 加算		1,152	
11	2030	身1生2・2人・深・Ⅰ						深夜の場合 50% 加算		1,382	
11	2037	身1生3・Ⅰ				生活援助 70分以上行った場合 ＋ 3 × 67 単位				541	
11	2038	身1生3・夜・Ⅰ						夜間早朝の場合 25% 加算		677	
11	2039	身1生3・深・Ⅰ						深夜の場合 50% 加算		812	
11	2040	身1生3・2人・Ⅰ					2人の介護員等の場合 × 200%			1,082	
11	2041	身1生3・2人・夜・Ⅰ						夜間早朝の場合 25% 加算		1,354	
11	2042	身1生3・2人・深・Ⅰ						深夜の場合 50% 加算		1,624	

ービスコード		サービス内容略称	算定項目							合成単位数	算定単位
類	項目										
1	2049	身体2・Ⅰ	訪問介護費又は共生型訪問介護費	イ 身体介護が中心	(3)30分以上 1時間未満 396 単位				特定事業所加算(Ⅰ)	475	1回につき
1	2050	身体2・夜・Ⅰ						夜間早朝の場合 25% 加算		594	
1	2051	身体2・深・Ⅰ						深夜の場合 50% 加算		713	
1	2052	身体2・2人・Ⅰ					2人の介護員等の場合			950	
1	2053	身体2・2人・夜・Ⅰ						夜間早朝の場合 25% 加算	20% 加算	1,188	
1	2054	身体2・2人・深・Ⅰ					× 200%	深夜の場合 50% 加算		1,426	
1	2061	身2生1・Ⅰ			(3)に引き続き生活援助が中心であるとき 396 単位	生活援助 20分以上45分未満行った場合 + 1 × 67 単位				556	
1	2062	身2生1・夜・Ⅰ						夜間早朝の場合 25% 加算		695	
1	2063	身2生1・深・Ⅰ						深夜の場合 50% 加算		834	
1	2064	身2生1・2人・Ⅰ					2人の介護員等の場合			1,111	
1	2065	身2生1・2人・夜・Ⅰ						夜間早朝の場合 25% 加算		1,390	
1	2066	身2生1・2人・深・Ⅰ					× 200%	深夜の場合 50% 加算		1,667	
1	2073	身2生2・Ⅰ				生活援助 45分以上70分未満行った場合 + 2 × 67 単位				636	
1	2074	身2生2・夜・Ⅰ						夜間早朝の場合 25% 加算		796	
1	2075	身2生2・深・Ⅰ						深夜の場合 50% 加算		954	
1	2076	身2生2・2人・Ⅰ					2人の介護員等の場合			1,272	
1	2077	身2生2・2人・夜・Ⅰ						夜間早朝の場合 25% 加算		1,590	
1	2078	身2生2・2人・深・Ⅰ					× 200%	深夜の場合 50% 加算		1,908	
1	2085	身2生3・Ⅰ				生活援助 70分以上行った場合 + 3 × 67 単位				716	
1	2086	身2生3・夜・Ⅰ						夜間早朝の場合 25% 加算		895	
1	2087	身2生3・深・Ⅰ						深夜の場合 50% 加算		1,075	
1	2088	身2生3・2人・Ⅰ					2人の介護員等の場合			1,433	
1	2089	身2生3・2人・夜・Ⅰ						夜間早朝の場合 25% 加算		1,792	
1	2090	身2生3・2人・深・Ⅰ					× 200%	深夜の場合 50% 加算		2,149	
1	2097	身体3・Ⅰ			(4) 1時間以上	1時間以上 1時間半未満 579 単位				695	
1	2098	身体3・夜・Ⅰ						夜間早朝の場合 25% 加算		869	
1	2099	身体3・深・Ⅰ						深夜の場合 50% 加算		1,043	
1	2100	身体3・2人・Ⅰ					2人の介護員等の場合			1,390	
1	2101	身体3・2人・夜・Ⅰ						夜間早朝の場合 25% 加算		1,738	
1	2102	身体3・2人・深・Ⅰ					× 200%	深夜の場合 50% 加算		2,084	
1	2109	身3生1・Ⅰ			身体介護1時間半未満に引き続き生活援助が中心であるとき 579 単位	生活援助 20分以上45分未満行った場合 + 1 × 67 単位				775	
1	2110	身3生1・夜・Ⅰ						夜間早朝の場合 25% 加算		970	
1	2111	身3生1・深・Ⅰ						深夜の場合 50% 加算		1,163	
1	2112	身3生1・2人・Ⅰ					2人の介護員等の場合			1,550	
1	2113	身3生1・2人・夜・Ⅰ						夜間早朝の場合 25% 加算		1,938	
1	2114	身3生1・2人・深・Ⅰ					× 200%	深夜の場合 50% 加算		2,326	
1	2121	身3生2・Ⅰ				生活援助 45分以上70分未満行った場合 + 2 × 67 単位				856	
1	2122	身3生2・夜・Ⅰ						夜間早朝の場合 25% 加算		1,069	
1	2123	身3生2・深・Ⅰ						深夜の場合 50% 加算		1,284	
1	2124	身3生2・2人・Ⅰ					2人の介護員等の場合			1,711	
1	2125	身3生2・2人・夜・Ⅰ						夜間早朝の場合 25% 加算		2,140	
1	2126	身3生2・2人・深・Ⅰ					× 200%	深夜の場合 50% 加算		2,567	
1	2133	身3生3・Ⅰ				生活援助 70分以上行った場合 + 3 × 67 単位				936	
1	2134	身3生3・夜・Ⅰ						夜間早朝の場合 25% 加算		1,170	
1	2135	身3生3・深・Ⅰ						深夜の場合 50% 加算		1,404	
1	2136	身3生3・2人・Ⅰ					2人の介護員等の場合			1,872	
1	2137	身3生3・2人・夜・Ⅰ						夜間早朝の場合 25% 加算		2,340	
1	2138	身3生3・2人・深・Ⅰ					× 200%	深夜の場合 50% 加算		2,808	

サービスコード 種類	サービスコード 項目	サービス内容略称	算定項目								合成単位数	算定単位
11	2145	身体4・I	訪問介護費又は共生型訪問介護費	イ 身体介護が中心	(4) 1時間以上	1時間半以上 2時間未満 579 + 1 × 84 単位				特定事業所加算(I) 20% 加算	796	1回につ
11	2146	身体4・夜・I							夜間早朝の場合 25% 加算		995	
11	2147	身体4・深・I							深夜の場合 50% 加算		1,194	
11	2148	身体4・2人・I						2人の介護員等の場合			1,591	
11	2149	身体4・2人・夜・I							夜間早朝の場合 25% 加算		1,990	
11	2150	身体4・2人・深・I						× 200%	深夜の場合 50% 加算		2,387	
11	2157	身4生1・I				身体介護2時間未満に引き続き生活援助が中心であるとき 579 + 1 × 84 単位	生活援助 20分以上45分未満行った場合 + 1 × 67 単位				876	
11	2158	身4生1・夜・I							夜間早朝の場合 25% 加算		1,096	
11	2159	身4生1・深・I							深夜の場合 50% 加算		1,314	
11	2160	身4生1・2人・I						2人の介護員等の場合			1,752	
11	2161	身4生1・2人・夜・I							夜間早朝の場合 25% 加算		2,190	
11	2162	身4生1・2人・深・I						× 200%	深夜の場合 50% 加算		2,628	
11	2169	身4生2・I					生活援助 45分以上70分未満行った場合 + 2 × 67 単位				956	
11	2170	身4生2・夜・I							夜間早朝の場合 25% 加算		1,195	
11	2171	身4生2・深・I							深夜の場合 50% 加算		1,435	
11	2172	身4生2・2人・I						2人の介護員等の場合			1,913	
11	2173	身4生2・2人・夜・I							夜間早朝の場合 25% 加算		2,392	
11	2174	身4生2・2人・深・I						× 200%	深夜の場合 50% 加算		2,869	
11	2181	身4生3・I					生活援助 70分以上行った場合 + 3 × 67 単位				1,037	
11	2182	身4生3・夜・I							夜間早朝の場合 25% 加算		1,296	
11	2183	身4生3・深・I							深夜の場合 50% 加算		1,555	
11	2184	身4生3・2人・I						2人の介護員等の場合			2,074	
11	2185	身4生3・2人・夜・I							夜間早朝の場合 25% 加算		2,592	
11	2186	身4生3・2人・深・I						× 200%	深夜の場合 50% 加算		3,110	
11	2193	身体5・I				2時間以上 2時間半未満 579 + 2 × 84 単位					896	
11	2194	身体5・夜・I							夜間早朝の場合 25% 加算		1,121	
11	2195	身体5・深・I							深夜の場合 50% 加算		1,345	
11	2196	身体5・2人・I						2人の介護員等の場合			1,793	
11	2197	身体5・2人・夜・I							夜間早朝の場合 25% 加算		2,242	
11	2198	身体5・2人・深・I						× 200%	深夜の場合 50% 加算		2,689	
11	2205	身5生1・I				身体介護2時間半未満に引き続き生活援助が中心であるとき 579 + 2 × 84 単位	生活援助 20分以上45分未満行った場合 + 1 × 67 単位				977	
11	2206	身5生1・夜・I							夜間早朝の場合 25% 加算		1,222	
11	2207	身5生1・深・I							深夜の場合 50% 加算		1,465	
11	2208	身5生1・2人・I						2人の介護員等の場合			1,954	
11	2209	身5生1・2人・夜・I							夜間早朝の場合 25% 加算		2,442	
11	2210	身5生1・2人・深・I						× 200%	深夜の場合 50% 加算		2,930	
11	2220	身5生2・I					生活援助 45分以上70分未満行った場合 + 2 × 67 単位				1,057	
11	2224	身5生2・夜・I							夜間早朝の場合 25% 加算		1,321	
11	2225	身5生2・深・I							深夜の場合 50% 加算		1,586	
11	2226	身5生2・2人・I						2人の介護員等の場合			2,114	
11	2227	身5生2・2人・夜・I							夜間早朝の場合 25% 加算		2,644	
11	2228	身5生2・2人・深・I						× 200%	深夜の場合 50% 加算		3,172	
11	2235	身5生3・I					生活援助 70分以上行った場合 + 3 × 67 単位				1,138	
11	2236	身5生3・夜・I							夜間早朝の場合 25% 加算		1,422	
11	2237	身5生3・深・I							深夜の場合 50% 加算		1,706	
11	2238	身5生3・2人・I						2人の介護員等の場合			2,275	
11	2239	身5生3・2人・夜・I							夜間早朝の場合 25% 加算		2,844	
11	2240	身5生3・2人・深・I						× 200%	深夜の場合 50% 加算		3,413	

ービスコード		サービス内容略称	算定項目								合成単位数	算定単位
類	項目											
1	2247	身体6・Ⅰ	訪問介護費又は共生型訪問介護費	イ身体介護が中心	(4)1時間以上	2時間半以上3時間未満 579 ＋ 3 × 84 単位				特定事業所加算（Ⅰ） 20% 加算	997	1回につき
1	2248	身体6・夜・Ⅰ							夜間早朝の場合 25% 加算		1,247	
1	2249	身体6・深・Ⅰ							深夜の場合 50% 加算		1,496	
1	2250	身体6・2人・Ⅰ						2人の介護員等の場合 × 200%			1,994	
1	2251	身体6・2人・夜・Ⅰ							夜間早朝の場合 25% 加算		2,494	
1	2252	身体6・2人・深・Ⅰ							深夜の場合 50% 加算		2,992	
1	2259	身6生1・Ⅰ				身体介護3時間未満に引き続き生活援助が中心であるとき 579 ＋ 3 × 84 単位	生活援助 20分以上45分未満行った場合 ＋ 1 × 67 単位				1,078	
1	2260	身6生1・夜・Ⅰ							夜間早朝の場合 25% 加算		1,348	
1	2261	身6生1・深・Ⅰ							深夜の場合 50% 加算		1,616	
1	2262	身6生1・2人・Ⅰ						2人の介護員等の場合 × 200%			2,155	
1	2263	身6生1・2人・夜・Ⅰ							夜間早朝の場合 25% 加算		2,694	
1	2264	身6生1・2人・深・Ⅰ							深夜の場合 50% 加算		3,233	
1	2271	身6生2・Ⅰ					生活援助 45分以上70分未満行った場合 ＋ 2 × 67 単位				1,158	
1	2272	身6生2・夜・Ⅰ							夜間早朝の場合 25% 加算		1,447	
1	2273	身6生2・深・Ⅰ							深夜の場合 50% 加算		1,738	
1	2274	身6生2・2人・Ⅰ						2人の介護員等の場合 × 200%			2,316	
1	2275	身6生2・2人・夜・Ⅰ							夜間早朝の場合 25% 加算		2,896	
1	2276	身6生2・2人・深・Ⅰ							深夜の場合 50% 加算		3,474	
1	2283	身6生3・Ⅰ					生活援助 70分以上行った場合 ＋ 3 × 67 単位				1,238	
1	2284	身6生3・夜・Ⅰ							夜間早朝の場合 25% 加算		1,548	
1	2285	身6生3・深・Ⅰ							深夜の場合 50% 加算		1,858	
1	2286	身6生3・2人・Ⅰ						2人の介護員等の場合 × 200%			2,477	
1	2287	身6生3・2人・夜・Ⅰ							夜間早朝の場合 25% 加算		3,096	
1	2288	身6生3・2人・深・Ⅰ							深夜の場合 50% 加算		3,715	
1	2295	身体7・Ⅰ				3時間以上3時間半未満 579 ＋ 4 × 84 単位					1,098	
1	2296	身体7・夜・Ⅰ							夜間早朝の場合 25% 加算		1,373	
1	2297	身体7・深・Ⅰ							深夜の場合 50% 加算		1,648	
1	2298	身体7・2人・Ⅰ						2人の介護員等の場合 × 200%			2,196	
1	2299	身体7・2人・夜・Ⅰ							夜間早朝の場合 25% 加算		2,746	
1	2300	身体7・2人・深・Ⅰ							深夜の場合 50% 加算		3,294	
1	2307	身7生1・Ⅰ				身体介護3時間半未満に引き続き生活援助が中心であるとき 579 ＋ 4 × 84 単位	生活援助 20分以上45分未満行った場合 ＋ 1 × 67 単位				1,178	
1	2308	身7生1・夜・Ⅰ							夜間早朝の場合 25% 加算		1,474	
1	2309	身7生1・深・Ⅰ							深夜の場合 50% 加算		1,768	
1	2310	身7生1・2人・Ⅰ						2人の介護員等の場合 × 200%			2,357	
1	2314	身7生1・2人・夜・Ⅰ							夜間早朝の場合 25% 加算		2,946	
1	2315	身7生1・2人・深・Ⅰ							深夜の場合 50% 加算		3,535	
1	2325	身7生2・Ⅰ					生活援助 45分以上70分未満行った場合 ＋ 2 × 67 単位				1,259	
1	2326	身7生2・夜・Ⅰ							夜間早朝の場合 25% 加算		1,573	
1	2327	身7生2・深・Ⅰ							深夜の場合 50% 加算		1,889	
1	2328	身7生2・2人・Ⅰ						2人の介護員等の場合 × 200%			2,518	
1	2329	身7生2・2人・夜・Ⅰ							夜間早朝の場合 25% 加算		3,148	
1	2330	身7生2・2人・深・Ⅰ							深夜の場合 50% 加算		3,776	
1	2337	身7生3・Ⅰ					生活援助 70分以上行った場合 ＋ 3 × 67 単位				1,339	
1	2338	身7生3・夜・Ⅰ							夜間早朝の場合 25% 加算		1,674	
1	2339	身7生3・深・Ⅰ							深夜の場合 50% 加算		2,009	
1	2340	身7生3・2人・Ⅰ						2人の介護員等の場合 × 200%			2,678	
1	2341	身7生3・2人・夜・Ⅰ							夜間早朝の場合 25% 加算		3,348	
1	2342	身7生3・2人・深・Ⅰ							深夜の場合 50% 加算		4,018	

サービスコード 種類	サービスコード 項目	サービス内容略称	算定項目								合成単位数	算定単位
11	2349	身体8・Ⅰ	訪問介護費又は共生型訪問介護費	イ 身体介護が中心	(4) 1時間以上	3時間半以上 4時間未満 579 ＋ 5 × 84 単位				特定事業所加算(Ⅰ)	1,199	1回につ
11	2350	身体8・夜・Ⅰ							夜間早朝の場合 25% 加算		1,499	
11	2351	身体8・深・Ⅰ							深夜の場合 50% 加算		1,799	
11	2352	身体8・2人・Ⅰ						2人の介護員等の場合			2,398	
11	2353	身体8・2人・夜・Ⅰ							夜間早朝の場合 25% 加算	20% 加算	2,998	
11	2354	身体8・2人・深・Ⅰ						× 200%	深夜の場合 50% 加算		3,596	
11	2361	身8生1・Ⅰ				身体介護4時間未満に引き続き生活援助が中心であるとき 579 ＋ 5 × 84 単位	生活援助 20分以上45分未満行った場合 ＋ 1 × 67 単位				1,279	
11	2362	身8生1・夜・Ⅰ							夜間早朝の場合 25% 加算		1,600	
11	2363	身8生1・深・Ⅰ							深夜の場合 50% 加算		1,919	
11	2364	身8生1・2人・Ⅰ						2人の介護員等の場合			2,558	
11	2365	身8生1・2人・夜・Ⅰ							夜間早朝の場合 25% 加算		3,198	
11	2366	身8生1・2人・深・Ⅰ						× 200%	深夜の場合 50% 加算		3,838	
11	2373	身8生2・Ⅰ					生活援助 45分以上70分未満行った場合 ＋ 2 × 67 単位				1,360	
11	2374	身8生2・夜・Ⅰ							夜間早朝の場合 25% 加算		1,699	
11	2375	身8生2・深・Ⅰ							深夜の場合 50% 加算		2,040	
11	2376	身8生2・2人・Ⅰ						2人の介護員等の場合			2,719	
11	2377	身8生2・2人・夜・Ⅰ							夜間早朝の場合 25% 加算		3,400	
11	2378	身8生2・2人・深・Ⅰ						× 200%	深夜の場合 50% 加算		4,079	
11	2385	身8生3・Ⅰ					生活援助 70分以上行った場合 ＋ 3 × 67 単位				1,440	
11	2386	身8生3・夜・Ⅰ							夜間早朝の場合 25% 加算		1,800	
11	2387	身8生3・深・Ⅰ							深夜の場合 50% 加算		2,160	
11	2388	身8生3・2人・Ⅰ						2人の介護員等の場合			2,880	
11	2389	身8生3・2人・夜・Ⅰ							夜間早朝の場合 25% 加算		3,600	
11	2390	身8生3・2人・深・Ⅰ						× 200%	深夜の場合 50% 加算		4,320	
11	2397	身体9・Ⅰ				4時間以上 579 ＋ m × 84 単位 m ： 1時間から計算して30分を増すごとのきざみ数						
11	2398	身体9・夜・Ⅰ							夜間早朝の場合 25% 加算			
11	2399	身体9・深・Ⅰ							深夜の場合 50% 加算			
11	2400	身体9・2人・Ⅰ						2人の介護員等の場合				
11	2401	身体9・2人・夜・Ⅰ							夜間早朝の場合 25% 加算			
11	2402	身体9・2人・深・Ⅰ						× 200%	深夜の場合 50% 加算			
11	2409	身9生1・Ⅰ				身体介護4時間以上に引き続き生活援助が中心であるとき 579 ＋ m × 84 単位	生活援助20分以上45分未満行った場合 ＋ 1 × 67 単位					
11	2410	身9生1・夜・Ⅰ							夜間早朝の場合 25% 加算			
11	2414	身9生1・深・Ⅰ							深夜の場合 50% 加算			
11	2415	身9生1・2人・Ⅰ						2人の介護員等の場合				
11	2416	身9生1・2人・夜・Ⅰ							夜間早朝の場合 25% 加算			
11	2417	身9生1・2人・深・Ⅰ						× 200%	深夜の場合 50% 加算			
11	2427	身9生2・Ⅰ					生活援助45分以上70分未満行った場合 ＋ 2 × 67 単位					
11	2428	身9生2・夜・Ⅰ							夜間早朝の場合 25% 加算			
11	2429	身9生2・深・Ⅰ							深夜の場合 50% 加算			
11	2430	身9生2・2人・Ⅰ						2人の介護員等の場合				
11	2431	身9生2・2人・夜・Ⅰ							夜間早朝の場合 25% 加算			
11	2432	身9生2・2人・深・Ⅰ						× 200%	深夜の場合 50% 加算			
11	2439	身9生3・Ⅰ					生活援助70分以上行った場合 ＋ 3 × 67 単位					
11	2440	身9生3・夜・Ⅰ							夜間早朝の場合 25% 加算			
11	2441	身9生3・深・Ⅰ							深夜の場合 50% 加算			
11	2442	身9生3・2人・Ⅰ						2人の介護員等の場合				
11	2443	身9生3・2人・夜・Ⅰ							夜間早朝の場合 25% 加算			
11	2444	身9生3・2人・深・Ⅰ						× 200%	深夜の場合 50% 加算			

ービスコード		サービス内容略称	算定項目						合成単位数	算定単位
種類	項目									
11	8001	生活2・Ⅰ	訪問介護費又は共生型訪問介護費	ロ生活援助が中心	(1)20分以上45分未満 183 単位			特定事業所加算(Ⅰ) 20% 加算	220	1回につき
11	8002	生活2・夜・Ⅰ					夜間早朝の場合 25% 加算		275	
11	8003	生活2・深・Ⅰ					深夜の場合 50% 加算		330	
11	8004	生活2・2人・Ⅰ				2人の介護員等の場合 × 200%			439	
11	8005	生活2・2人・夜・Ⅰ					夜間早朝の場合 25% 加算		550	
11	8006	生活2・2人・深・Ⅰ					深夜の場合 50% 加算		659	
11	8013	生活3・Ⅰ			(2)45分以上 225 単位				270	
11	8014	生活3・夜・Ⅰ					夜間早朝の場合 25% 加算		337	
11	8015	生活3・深・Ⅰ					深夜の場合 50% 加算		406	
11	8016	生活3・2人・Ⅰ				2人の介護員等の場合 × 200%			540	
11	8017	生活3・2人・夜・Ⅰ					夜間早朝の場合 25% 加算		676	
11	8018	生活3・2人・深・Ⅰ					深夜の場合 50% 加算		810	
11	8131	通院等乗降介助・Ⅰ		ハ 通院等乗降介助	99 単位				119	
11	8132	通院等乗降介助・夜・Ⅰ					夜間早朝の場合 25% 加算		149	
11	8133	通院等乗降介助・深・Ⅰ					深夜の場合 50% 加算		179	

3 訪問看護サービスコード表

サービスコード		サービス内容略称	算定項目						合成単位数	算定単位
種類	項目									
13	1010	訪看Ⅰ1	イ指定訪問看護ステーション	(1) 20分未満					313	1回につき
13	1015	訪看Ⅰ1・夜		313 単位		夜間早朝の場合 25% 加算			391	
13	1016	訪看Ⅰ1・深				深夜の場合 50% 加算			470	
13	1017	訪看Ⅰ1・複11		週に1回以上、20分以上の保健師又は看護師による訪問を行った場合算定可能			複数名訪問加算（Ⅰ）	2人以上による場合（30分未満）	567	
13	1018	訪看Ⅰ1・夜・複11				夜間早朝の場合 25% 加算		＋ 254 単位	645	
13	1019	訪看Ⅰ1・深・複11				深夜の場合 50% 加算			724	
13	1040	訪看Ⅰ1・複21					複数名訪問加算（Ⅱ）	2人以上による場合（30分未満）	514	
13	1041	訪看Ⅰ1・夜・複21				夜間早朝の場合 25% 加算		＋ 201 単位	592	
13	1042	訪看Ⅰ1・深・複21				深夜の場合 50% 加算			671	
13	1020	訪看Ⅰ1・准			准看護師の場合				282	
13	1025	訪看Ⅰ1・准・夜			× 90%	夜間早朝の場合 25% 加算			353	
13	1026	訪看Ⅰ1・准・深				深夜の場合 50% 加算			423	
13	1027	訪看Ⅰ1・准・複11					複数名訪問加算（Ⅰ）	2人以上による場合（30分未満）	536	
13	1028	訪看Ⅰ1・准・夜・複11				夜間早朝の場合 25% 加算		＋ 254 単位	607	
13	1029	訪看Ⅰ1・准・深・複11				深夜の場合 50% 加算			677	
13	1030	訪看Ⅰ1・准・複21					複数名訪問加算（Ⅱ）	2人以上による場合（30分未満）	483	
13	1031	訪看Ⅰ1・准・夜・複21				夜間早朝の場合 25% 加算		＋ 201 単位	554	
13	1032	訪看Ⅰ1・准・深・複21				深夜の場合 50% 加算			624	
13	1111	訪看Ⅰ2		(2) 30分未満					470	
13	1112	訪看Ⅰ2・夜		470 単位		夜間早朝の場合 25% 加算			588	
13	1113	訪看Ⅰ2・深				深夜の場合 50% 加算			705	
13	1114	訪看Ⅰ2・複11					複数名訪問加算（Ⅰ）	2人以上による場合（30分未満）	724	
13	1115	訪看Ⅰ2・夜・複11				夜間早朝の場合 25% 加算		＋ 254 単位	842	
13	1116	訪看Ⅰ2・深・複11				深夜の場合 50% 加算			959	
13	1117	訪看Ⅰ2・複21					複数名訪問加算（Ⅱ）	2人以上による場合（30分未満）	671	
13	1118	訪看Ⅰ2・夜・複21				夜間早朝の場合 25% 加算		＋ 201 単位	789	
13	1119	訪看Ⅰ2・深・複21				深夜の場合 50% 加算			906	
13	1121	訪看Ⅰ2・准			准看護師の場合				423	
13	1122	訪看Ⅰ2・准・夜			× 90%	夜間早朝の場合 25% 加算			529	
13	1123	訪看Ⅰ2・准・深				深夜の場合 50% 加算			635	
13	1124	訪看Ⅰ2・准・複11					複数名訪問加算（Ⅰ）	2人以上による場合（30分未満）	677	
13	1125	訪看Ⅰ2・准・夜・複11				夜間早朝の場合 25% 加算		＋ 254 単位	783	
13	1126	訪看Ⅰ2・准・深・複11				深夜の場合 50% 加算			889	
13	1127	訪看Ⅰ2・准・複21					複数名訪問加算（Ⅱ）	2人以上による場合（30分未満）	624	
13	1128	訪看Ⅰ2・准・夜・複21				夜間早朝の場合 25% 加算		＋ 201 単位	730	
13	1129	訪看Ⅰ2・准・深・複21				深夜の場合 50% 加算			836	
13	1211	訪看Ⅰ3		(3) 30分以上1時間未満					821	
13	1212	訪看Ⅰ3・夜		821 単位		夜間早朝の場合 25% 加算			1,026	
13	1213	訪看Ⅰ3・深				深夜の場合 50% 加算			1,232	
13	1217	訪看Ⅰ3・複11					複数名訪問加算（Ⅰ）	2人以上による場合（30分未満）	1,075	
13	1218	訪看Ⅰ3・夜・複11				夜間早朝の場合 25% 加算		＋ 254 単位	1,280	
13	1219	訪看Ⅰ3・深・複11				深夜の場合 50% 加算			1,486	
13	1214	訪看Ⅰ3・複12						2人以上による場合（30分以上）	1,223	
13	1215	訪看Ⅰ3・夜・複12				夜間早朝の場合 25% 加算		＋ 402 単位	1,428	
13	1216	訪看Ⅰ3・深・複12				深夜の場合 50% 加算			1,634	
13	1250	訪看Ⅰ3・複21					複数名訪問加算（Ⅱ）	2人以上による場合（30分未満）	1,022	
13	1251	訪看Ⅰ3・夜・複21				夜間早朝の場合 25% 加算		＋ 201 単位	1,227	
13	1252	訪看Ⅰ3・深・複21				深夜の場合 50% 加算			1,433	
13	1253	訪看Ⅰ3・複22						2人以上による場合（30分以上）	1,138	
13	1254	訪看Ⅰ3・夜・複22				夜間早朝の場合 25% 加算		＋ 317 単位	1,343	
13	1255	訪看Ⅰ3・深・複22				深夜の場合 50% 加算			1,549	
13	1221	訪看Ⅰ3・准			准看護師の場合				739	
13	1222	訪看Ⅰ3・准・夜			× 90%	夜間早朝の場合 25% 加算			924	
13	1223	訪看Ⅰ3・准・深				深夜の場合 50% 加算			1,109	
13	1227	訪看Ⅰ3・准・複11					複数名訪問加算（Ⅰ）	2人以上による場合（30分未満）	993	
13	1228	訪看Ⅰ3・准・夜・複11				夜間早朝の場合 25% 加算		＋ 254 単位	1,178	
13	1229	訪看Ⅰ3・准・深・複11				深夜の場合 50% 加算			1,363	
13	1224	訪看Ⅰ3・准・複12						2人以上による場合（30分以上）	1,141	
13	1225	訪看Ⅰ3・准・夜・複12				夜間早朝の場合 25% 加算		＋ 402 単位	1,326	
13	1226	訪看Ⅰ3・准・深・複12				深夜の場合 50% 加算			1,511	
13	1260	訪看Ⅰ3・准・複21					複数名訪問加算（Ⅱ）	2人以上による場合（30分未満）	940	
13	1261	訪看Ⅰ3・准・夜・複21				夜間早朝の場合 25% 加算		＋ 201 単位	1,125	
13	1262	訪看Ⅰ3・准・深・複21				深夜の場合 50% 加算			1,310	
13	1263	訪看Ⅰ3・准・複22						2人以上による場合（30分以上）	1,056	
13	1264	訪看Ⅰ3・准・夜・複22				夜間早朝の場合 25% 加算		＋ 317 単位	1,241	
13	1265	訪看Ⅰ3・准・深・複22				深夜の場合 50% 加算			1,426	

ービスコード		サービス内容略称	算定項目							合成単位数	算定単位
種類	項目										
13	1311	訪看Ⅰ4	イ指定訪問看護ステーション	(4) 1時間以上 1時間30分未満 1,125 単位						1,125	1回につき
13	1312	訪看Ⅰ4・夜				夜間早朝の場合 25% 加算				1,406	
13	1313	訪看Ⅰ4・深				深夜の場合 50% 加算				1,688	
13	1317	訪看Ⅰ4・複11					複数名訪問加算(Ⅰ)	2人以上による場合(30分未満) + 254 単位		1,379	
13	1318	訪看Ⅰ4・夜・複11				夜間早朝の場合 25% 加算				1,660	
13	1319	訪看Ⅰ4・深・複11				深夜の場合 50% 加算				1,942	
13	1314	訪看Ⅰ4・複12						2人以上による場合(30分以上) + 402 単位		1,527	
13	1315	訪看Ⅰ4・夜・複12				夜間早朝の場合 25% 加算				1,808	
13	1316	訪看Ⅰ4・深・複12				深夜の場合 50% 加算				2,090	
13	1430	訪看Ⅰ4・複21					複数名訪問加算(Ⅱ)	2人以上による場合(30分未満) + 201 単位		1,326	
13	1431	訪看Ⅰ4・夜・複21				夜間早朝の場合 25% 加算				1,607	
13	1432	訪看Ⅰ4・深・複21				深夜の場合 50% 加算				1,889	
13	1433	訪看Ⅰ4・複22						2人以上による場合(30分以上) + 317 単位		1,442	
13	1434	訪看Ⅰ4・夜・複22				夜間早朝の場合 25% 加算				1,723	
13	1435	訪看Ⅰ4・深・複22				深夜の場合 50% 加算				2,005	
13	1331	訪看Ⅰ4・長							1時間30分以上の訪問看護を行う場合 + 300 単位	1,425	
13	1332	訪看Ⅰ4・夜・長				夜間早朝の場合 25% 加算				1,706	
13	1333	訪看Ⅰ4・深・長				深夜の場合 50% 加算				1,988	
13	1337	訪看Ⅰ4・複11・長					複数名訪問加算(Ⅰ)	2人以上による場合(30分未満) + 254 単位		1,679	
13	1338	訪看Ⅰ4・夜・複11・長				夜間早朝の場合 25% 加算				1,960	
13	1339	訪看Ⅰ4・深・複11・長				深夜の場合 50% 加算				2,242	
13	1334	訪看Ⅰ4・複12・長						2人以上による場合(30分以上) + 402 単位		1,827	
13	1335	訪看Ⅰ4・夜・複12・長				夜間早朝の場合 25% 加算				2,108	
13	1336	訪看Ⅰ4・深・複12・長				深夜の場合 50% 加算				2,390	
13	1440	訪看Ⅰ4・複21・長					複数名訪問加算(Ⅱ)	2人以上による場合(30分未満) + 201 単位		1,626	
13	1441	訪看Ⅰ4・夜・複21・長				夜間早朝の場合 25% 加算				1,907	
13	1442	訪看Ⅰ4・深・複21・長				深夜の場合 50% 加算				2,189	
13	1443	訪看Ⅰ4・複22・長						2人以上による場合(30分以上) + 317 単位		1,742	
13	1444	訪看Ⅰ4・夜・複22・長				夜間早朝の場合 25% 加算				2,023	
13	1445	訪看Ⅰ4・深・複22・長				深夜の場合 50% 加算				2,305	
13	1321	訪看Ⅰ4・准			准看護師の場合 × 90%					1,013	
13	1322	訪看Ⅰ4・准・夜				夜間早朝の場合 25% 加算				1,266	
13	1323	訪看Ⅰ4・准・深				深夜の場合 50% 加算				1,520	
13	1327	訪看Ⅰ4・准・複11					複数名訪問加算(Ⅰ)	2人以上による場合(30分未満) + 254 単位		1,267	
13	1328	訪看Ⅰ4・准・夜・複11				夜間早朝の場合 25% 加算				1,520	
13	1329	訪看Ⅰ4・准・深・複11				深夜の場合 50% 加算				1,774	
13	1324	訪看Ⅰ4・准・複12						2人以上による場合(30分以上) + 402 単位		1,415	
13	1325	訪看Ⅰ4・准・夜・複12				夜間早朝の場合 25% 加算				1,668	
13	1326	訪看Ⅰ4・准・深・複12				深夜の場合 50% 加算				1,922	
13	1450	訪看Ⅰ4・准・複21					複数名訪問加算(Ⅱ)	2人以上による場合(30分未満) + 201 単位		1,214	
13	1451	訪看Ⅰ4・准・夜・複21				夜間早朝の場合 25% 加算				1,467	
13	1452	訪看Ⅰ4・准・深・複21				深夜の場合 50% 加算				1,721	
13	1453	訪看Ⅰ4・准・複22						2人以上による場合(30分以上) + 317 単位		1,330	
13	1454	訪看Ⅰ4・准・夜・複22				夜間早朝の場合 25% 加算				1,583	
13	1455	訪看Ⅰ4・准・深・複22				深夜の場合 50% 加算				1,837	
13	1341	訪看Ⅰ4・准・長							1時間30分以上の訪問看護を行う場合 + 300 単位	1,313	
13	1342	訪看Ⅰ4・准・夜・長				夜間早朝の場合 25% 加算				1,566	
13	1343	訪看Ⅰ4・准・深・長				深夜の場合 50% 加算				1,820	
13	1347	訪看Ⅰ4・准・複11・長					複数名訪問加算(Ⅰ)	2人以上による場合(30分未満) + 254 単位		1,567	
13	1348	訪看Ⅰ4・准・夜・複11・長				夜間早朝の場合 25% 加算				1,820	
13	1349	訪看Ⅰ4・准・深・複11・長				深夜の場合 50% 加算				2,074	
13	1344	訪看Ⅰ4・准・複12・長						2人以上による場合(30分以上) + 402 単位		1,715	
13	1345	訪看Ⅰ4・准・夜・複12・長				夜間早朝の場合 25% 加算				1,968	
13	1346	訪看Ⅰ4・准・深・複12・長				深夜の場合 50% 加算				2,222	
13	1460	訪看Ⅰ4・准・複21・長					複数名訪問加算(Ⅱ)	2人以上による場合(30分未満) + 201 単位		1,514	
13	1461	訪看Ⅰ4・准・夜・複21・長				夜間早朝の場合 25% 加算				1,767	
13	1462	訪看Ⅰ4・准・深・複21・長				深夜の場合 50% 加算				2,021	
13	1463	訪看Ⅰ4・准・複22・長						2人以上による場合(30分以上) + 317 単位		1,630	
13	1464	訪看Ⅰ4・准・夜・複22・長				夜間早朝の場合 25% 加算				1,883	
13	1465	訪看Ⅰ4・准・深・複22・長				深夜の場合 50% 加算				2,137	

サービスコード		サービス内容略称	算定項目						合成単位数	算定単位
種類	項目									
13	1501	訪看Ｉ5	イ指定訪問看護ステーション	(5) 理学療法士、作業療法士又は言語聴覚士の場合 293 単位					293	1回につき
13	1502	訪看Ｉ5・夜				夜間早朝の場合 25% 加算			366	
13	1503	訪看Ｉ5・深				深夜の場合 50% 加算			440	
13	1504	訪看Ｉ5・複11					複数名訪問加算（Ｉ）	2人以上による場合（30分未満） ＋ 254 単位	547	
13	1505	訪看Ｉ5・夜・複11				夜間早朝の場合 25% 加算			620	
13	1506	訪看Ｉ5・深・複11				深夜の場合 50% 加算			694	
13	1507	訪看Ｉ5・複12						2人以上による場合（30分以上） ＋ 402 単位	695	
13	1508	訪看Ｉ5・夜・複12				夜間早朝の場合 25% 加算			768	
13	1509	訪看Ｉ5・深・複12				深夜の場合 50% 加算			842	
13	1540	訪看Ｉ5・複21					複数名訪問加算（Ⅱ）	2人以上による場合（30分未満） ＋ 201 単位	494	
13	1541	訪看Ｉ5・夜・複21				夜間早朝の場合 25% 加算			567	
13	1542	訪看Ｉ5・深・複21				深夜の場合 50% 加算			641	
13	1543	訪看Ｉ5・複22						2人以上による場合（30分以上） ＋ 317 単位	610	
13	1544	訪看Ｉ5・夜・複22				夜間早朝の場合 25% 加算			683	
13	1545	訪看Ｉ5・深・複22				深夜の場合 50% 加算			757	
13	1521	訪看Ｉ5・2超			1日に2回を越えて実施する場合 × 90%				264	
13	1522	訪看Ｉ5・2超・夜				夜間早朝の場合 25% 加算			330	
13	1523	訪看Ｉ5・2超・深				深夜の場合 50% 加算			396	
13	1524	訪看Ｉ5・2超・複11					複数名訪問加算（Ｉ）	2人以上による場合（30分未満） ＋ 254 単位	518	
13	1525	訪看Ｉ5・2超・夜・複11				夜間早朝の場合 25% 加算			584	
13	1526	訪看Ｉ5・2超・深・複11				深夜の場合 50% 加算			650	
13	1527	訪看Ｉ5・2超・複12						2人以上による場合（30分以上） ＋ 402 単位	666	
13	1528	訪看Ｉ5・2超・夜・複12				夜間早朝の場合 25% 加算			732	
13	1529	訪看Ｉ5・2超・深・複12				深夜の場合 50% 加算			798	
13	1550	訪看Ｉ5・2超・複21					複数名訪問加算（Ⅱ）	2人以上による場合（30分未満） ＋ 201 単位	465	
13	1551	訪看Ｉ5・2超・夜・複21				夜間早朝の場合 25% 加算			531	
13	1552	訪看Ｉ5・2超・深・複21				深夜の場合 50% 加算			597	
13	1553	訪看Ｉ5・2超・複22						2人以上による場合（30分以上） ＋ 317 単位	581	
13	1554	訪看Ｉ5・2超・夜・複22				夜間早朝の場合 25% 加算			647	
13	1555	訪看Ｉ5・2超・深・複22				深夜の場合 50% 加算			713	

サービスコード 種類	サービスコード 項目	サービス内容略称	算定項目						合成単位数	算定単位
13	2010	訪看Ⅱ1	ロ病院又は診療所	(1) 20分未満 265 単位 週に1回以上、20分以上の保健師又は看護師による訪問を行った場合算定可能					265	1回につき
13	2015	訪看Ⅱ1・夜				夜間早朝の場合 25% 加算			331	
13	2016	訪看Ⅱ1・深				深夜の場合 50% 加算			398	
13	2017	訪看Ⅱ1・複11					複数名訪問加算(Ⅰ)	2人以上による場合(30分未満) + 254 単位	519	
13	2018	訪看Ⅱ1・夜・複11				夜間早朝の場合 25% 加算			585	
13	2019	訪看Ⅱ1・深・複11				深夜の場合 50% 加算			652	
13	2040	訪看Ⅱ1・複21					複数名訪問加算(Ⅱ)	2人以上による場合(30分未満) + 201 単位	466	
13	2041	訪看Ⅱ1・夜・複21				夜間早朝の場合 25% 加算			532	
13	2042	訪看Ⅱ1・深・複21				深夜の場合 50% 加算			599	
13	2020	訪看Ⅱ1・准			准看護師の場合 × 90%				239	
13	2025	訪看Ⅱ1・准・夜				夜間早朝の場合 25% 加算			299	
13	2026	訪看Ⅱ1・准・深				深夜の場合 50% 加算			359	
13	2027	訪看Ⅱ1・准・複11					複数名訪問加算(Ⅰ)	2人以上による場合(30分未満) + 254 単位	493	
13	2028	訪看Ⅱ1・准・夜・複11				夜間早朝の場合 25% 加算			553	
13	2029	訪看Ⅱ1・准・深・複11				深夜の場合 50% 加算			613	
13	2030	訪看Ⅱ1・准・複21					複数名訪問加算(Ⅱ)	2人以上による場合(30分未満) + 201 単位	440	
13	2031	訪看Ⅱ1・准・夜・複21				夜間早朝の場合 25% 加算			500	
13	2032	訪看Ⅱ1・准・深・複21				深夜の場合 50% 加算			560	
13	2111	訪看Ⅱ2		(2) 30分未満 398 単位					398	
13	2112	訪看Ⅱ2・夜				夜間早朝の場合 25% 加算			498	
13	2113	訪看Ⅱ2・深				深夜の場合 50% 加算			597	
13	2114	訪看Ⅱ2・複11					複数名訪問加算(Ⅰ)	2人以上による場合(30分未満) + 254 単位	652	
13	2115	訪看Ⅱ2・夜・複11				夜間早朝の場合 25% 加算			752	
13	2116	訪看Ⅱ2・深・複11				深夜の場合 50% 加算			851	
13	2130	訪看Ⅱ2・複21					複数名訪問加算(Ⅱ)	2人以上による場合(30分未満) + 201 単位	599	
13	2131	訪看Ⅱ2・夜・複21				夜間早朝の場合 25% 加算			699	
13	2132	訪看Ⅱ2・深・複21				深夜の場合 50% 加算			798	
13	2121	訪看Ⅱ2・准			准看護師の場合 × 90%				358	
13	2122	訪看Ⅱ2・准・夜				夜間早朝の場合 25% 加算			448	
13	2123	訪看Ⅱ2・准・深				深夜の場合 50% 加算			537	
13	2124	訪看Ⅱ2・准・複11					複数名訪問加算(Ⅰ)	2人以上による場合(30分未満) + 254 単位	612	
13	2125	訪看Ⅱ2・准・夜・複11				夜間早朝の場合 25% 加算			702	
13	2126	訪看Ⅱ2・准・深・複11				深夜の場合 50% 加算			791	
13	2140	訪看Ⅱ2・准・複21					複数名訪問加算(Ⅱ)	2人以上による場合(30分未満) + 201 単位	559	
13	2141	訪看Ⅱ2・准・夜・複21				夜間早朝の場合 25% 加算			649	
13	2142	訪看Ⅱ2・准・深・複21				深夜の場合 50% 加算			738	
13	2211	訪看Ⅱ3		(3) 30分以上1時間未満 573 単位					573	
13	2212	訪看Ⅱ3・夜				夜間早朝の場合 25% 加算			716	
13	2213	訪看Ⅱ3・深				深夜の場合 50% 加算			860	
13	2217	訪看Ⅱ3・複11					複数名訪問加算(Ⅰ)	2人以上による場合(30分未満) + 254 単位	827	
13	2218	訪看Ⅱ3・夜・複11				夜間早朝の場合 25% 加算			970	
13	2219	訪看Ⅱ3・深・複11				深夜の場合 50% 加算			1,114	
13	2214	訪看Ⅱ3・複12						2人以上による場合(30分以上) + 402 単位	975	
13	2215	訪看Ⅱ3・夜・複12				夜間早朝の場合 25% 加算			1,118	
13	2216	訪看Ⅱ3・深・複12				深夜の場合 50% 加算			1,262	
13	2230	訪看Ⅱ3・複21					複数名訪問加算(Ⅱ)	2人以上による場合(30分未満) + 201 単位	774	
13	2231	訪看Ⅱ3・夜・複21				夜間早朝の場合 25% 加算			917	
13	2232	訪看Ⅱ3・深・複21				深夜の場合 50% 加算			1,061	
13	2233	訪看Ⅱ3・複22						2人以上による場合(30分以上) + 317 単位	890	
13	2234	訪看Ⅱ3・夜・複22				夜間早朝の場合 25% 加算			1,033	
13	2235	訪看Ⅱ3・深・複22				深夜の場合 50% 加算			1,177	
13	2221	訪看Ⅱ3・准			准看護師の場合 × 90%				516	
13	2222	訪看Ⅱ3・准・夜				夜間早朝の場合 25% 加算			645	
13	2223	訪看Ⅱ3・准・深				深夜の場合 50% 加算			774	
13	2227	訪看Ⅱ3・准・複11					複数名訪問加算(Ⅰ)	2人以上による場合(30分未満) + 254 単位	770	
13	2228	訪看Ⅱ3・准・夜・複11				夜間早朝の場合 25% 加算			899	
13	2229	訪看Ⅱ3・准・深・複11				深夜の場合 50% 加算			1,028	
13	2224	訪看Ⅱ3・准・複12						2人以上による場合(30分以上) + 402 単位	918	
13	2225	訪看Ⅱ3・准・夜・複12				夜間早朝の場合 25% 加算			1,047	
13	2226	訪看Ⅱ3・准・深・複12				深夜の場合 50% 加算			1,176	
13	2240	訪看Ⅱ3・准・複21					複数名訪問加算(Ⅱ)	2人以上による場合(30分未満) + 201 単位	717	
13	2241	訪看Ⅱ3・准・夜・複21				夜間早朝の場合 25% 加算			846	
13	2242	訪看Ⅱ3・准・深・複21				深夜の場合 50% 加算			975	
13	2243	訪看Ⅱ3・准・複22						2人以上による場合(30分以上) + 317 単位	833	
13	2244	訪看Ⅱ3・准・夜・複22				夜間早朝の場合 25% 加算			962	
13	2245	訪看Ⅱ3・准・深・複22				深夜の場合 50% 加算			1,091	

サービスコード 種類	サービスコード 項目	サービス内容略称	算定項目							合成単位数	算定単位
13	2311	訪看Ⅱ4	ロ 病院又は診療所	(4) 1時間以上 1時間30分未満 842 単位						842	1回につき
13	2312	訪看Ⅱ4・夜				夜間早朝の場合 25% 加算				1,053	
13	2313	訪看Ⅱ4・深				深夜の場合 50% 加算				1,263	
13	2317	訪看Ⅱ4・複11					複数名訪問加算（Ⅰ）	2人以上による場合（30分未満） ＋ 254 単位		1,096	
13	2318	訪看Ⅱ4・夜・複11				夜間早朝の場合 25% 加算				1,307	
13	2319	訪看Ⅱ4・深・複11				深夜の場合 50% 加算				1,517	
13	2314	訪看Ⅱ4・複12						2人以上による場合（30分以上） ＋ 402 単位		1,244	
13	2315	訪看Ⅱ4・夜・複12				夜間早朝の場合 25% 加算				1,455	
13	2316	訪看Ⅱ4・深・複12				深夜の場合 50% 加算				1,665	
13	2430	訪看Ⅱ4・複21					複数名訪問加算（Ⅱ）	2人以上による場合（30分未満） ＋ 201 単位		1,043	
13	2431	訪看Ⅱ4・夜・複21				夜間早朝の場合 25% 加算				1,254	
13	2432	訪看Ⅱ4・深・複21				深夜の場合 50% 加算				1,464	
13	2433	訪看Ⅱ4・複22						2人以上による場合（30分以上） ＋ 317 単位		1,159	
13	2434	訪看Ⅱ4・夜・複22				夜間早朝の場合 25% 加算				1,370	
13	2435	訪看Ⅱ4・深・複22				深夜の場合 50% 加算				1,580	
13	2331	訪看Ⅱ4・長							1時間30分以上の訪問看護を行う場合 ＋ 300 単位	1,142	
13	2332	訪看Ⅱ4・夜・長				夜間早朝の場合 25% 加算				1,353	
13	2333	訪看Ⅱ4・深・長				深夜の場合 50% 加算				1,563	
13	2337	訪看Ⅱ4・複11・長					複数名訪問加算（Ⅰ）	2人以上による場合（30分未満） ＋ 254 単位		1,396	
13	2338	訪看Ⅱ4・夜・複11・長				夜間早朝の場合 25% 加算				1,607	
13	2339	訪看Ⅱ4・深・複11・長				深夜の場合 50% 加算				1,817	
13	2334	訪看Ⅱ4・複12・長						2人以上による場合（30分以上） ＋ 402 単位		1,544	
13	2335	訪看Ⅱ4・夜・複12・長				夜間早朝の場合 25% 加算				1,755	
13	2336	訪看Ⅱ4・深・複12・長				深夜の場合 50% 加算				1,965	
13	2440	訪看Ⅱ4・複21・長					複数名訪問加算（Ⅱ）	2人以上による場合（30分未満） ＋ 201 単位		1,343	
13	2441	訪看Ⅱ4・夜・複21・長				夜間早朝の場合 25% 加算				1,554	
13	2442	訪看Ⅱ4・深・複21・長				深夜の場合 50% 加算				1,764	
13	2443	訪看Ⅱ4・複22・長						2人以上による場合（30分以上） ＋ 317 単位		1,459	
13	2444	訪看Ⅱ4・夜・複22・長				夜間早朝の場合 25% 加算				1,670	
13	2445	訪看Ⅱ4・深・複22・長				深夜の場合 50% 加算				1,880	
13	2321	訪看Ⅱ4・准			准看護師の場合 × 90%					758	
13	2322	訪看Ⅱ4・准・夜				夜間早朝の場合 25% 加算				948	
13	2323	訪看Ⅱ4・准・深				深夜の場合 50% 加算				1,137	
13	2327	訪看Ⅱ4・准・複11					複数名訪問加算（Ⅰ）	2人以上による場合（30分未満） ＋ 254 単位		1,012	
13	2328	訪看Ⅱ4・准・夜・複11				夜間早朝の場合 25% 加算				1,202	
13	2329	訪看Ⅱ4・准・深・複11				深夜の場合 50% 加算				1,391	
13	2324	訪看Ⅱ4・准・複12						2人以上による場合（30分以上） ＋ 402 単位		1,160	
13	2325	訪看Ⅱ4・准・夜・複12				夜間早朝の場合 25% 加算				1,350	
13	2326	訪看Ⅱ4・准・深・複12				深夜の場合 50% 加算				1,539	
13	2450	訪看Ⅱ4・准・複21					複数名訪問加算（Ⅱ）	2人以上による場合（30分未満） ＋ 201 単位		959	
13	2451	訪看Ⅱ4・准・夜・複21				夜間早朝の場合 25% 加算				1,149	
13	2452	訪看Ⅱ4・准・深・複21				深夜の場合 50% 加算				1,338	
13	2453	訪看Ⅱ4・准・複22						2人以上による場合（30分以上） ＋ 317 単位		1,075	
13	2454	訪看Ⅱ4・准・夜・複22				夜間早朝の場合 25% 加算				1,265	
13	2455	訪看Ⅱ4・准・深・複22				深夜の場合 50% 加算				1,454	
13	2341	訪看Ⅱ4・准・長							1時間30分以上の訪問看護を行う場合 ＋ 300 単位	1,058	
13	2342	訪看Ⅱ4・准・夜・長				夜間早朝の場合 25% 加算				1,248	
13	2343	訪看Ⅱ4・准・深・長				深夜の場合 50% 加算				1,437	
13	2347	訪看Ⅱ4・准・複11・長					複数名訪問加算（Ⅰ）	2人以上による場合（30分未満） ＋ 254 単位		1,312	
13	2348	訪看Ⅱ4・准・夜・複11・長				夜間早朝の場合 25% 加算				1,502	
13	2349	訪看Ⅱ4・准・深・複11・長				深夜の場合 50% 加算				1,691	
13	2344	訪看Ⅱ4・准・複12・長						2人以上による場合（30分以上） ＋ 402 単位		1,460	
13	2345	訪看Ⅱ4・准・夜・複12・長				夜間早朝の場合 25% 加算				1,650	
13	2346	訪看Ⅱ4・准・深・複12・長				深夜の場合 50% 加算				1,839	
13	2460	訪看Ⅱ4・准・複21・長					複数名訪問加算（Ⅱ）	2人以上による場合（30分未満） ＋ 201 単位		1,259	
13	2461	訪看Ⅱ4・准・夜・複21・長				夜間早朝の場合 25% 加算				1,449	
13	2462	訪看Ⅱ4・准・深・複21・長				深夜の場合 50% 加算				1,638	
13	2463	訪看Ⅱ4・准・複22・長						2人以上による場合（30分以上） ＋ 317 単位		1,375	
13	2464	訪看Ⅱ4・准・夜・複22・長				夜間早朝の場合 25% 加算				1,565	
13	2465	訪看Ⅱ4・准・深・複22・長				深夜の場合 50% 加算				1,754	

サービスコード		サービス内容略称	算定項目				合成	算定
種類	項目						単位数	単位
13	3111	定期巡回訪看	ハ 定期巡回・随時対応型訪問介護看護事業所と連携する場合 2,954 単位				2,954	1月につき
13	3113	定期巡回訪看・准1		准看護師による訪問が1回でもある場合 × 98%			2,895	
13	3115	定期巡回訪看・介5			要介護5の者の場合 + 800 単位		3,754	
13	3117	定期巡回訪看・准1・介5		准看護師による訪問が1回でもある場合 × 98%			3,695	
13	4111	訪問看護同一建物減算1	事業所と同一建物の利用者等にサービスを行う場合	同一敷地内建物等の利用者又はこれ以外の同一建物の利用者20人以上にサービスを行う場合	所定単位数の 10% 減算			
13	4112	訪問看護同一建物減算2		同一敷地内建物等の利用者50人以上にサービスを行う場合	所定単位数の 15% 減算			
13	8000	特別地域訪問看護加算1	特別地域訪問看護加算	イ及びロを算定する場合	所定単位数の 15% 加算			1回につき
13	8001	特別地域訪問看護加算2		ハを算定する場合	所定単位数の 15% 加算			1月につき
13	8100	訪問看護小規模事業所加算1	中山間地域等における小規模事業所加算	イ及びロを算定する場合	所定単位数の 10% 加算			1回につき
13	8101	訪問看護小規模事業所加算2		ハを算定する場合	所定単位数の 10% 加算			1月につき
13	8110	訪問看護中山間地域等提供加算1	中山間地域等に居住する者へのサービス提供加算	イ及びロを算定する場合	所定単位数の 5% 加算			1回につき
13	8111	訪問看護中山間地域等提供加算2		ハを算定する場合	所定単位数の 5% 加算			1月につき
13	3100	緊急時訪問看護加算1	緊急時訪問看護加算	指定訪問看護ステーション	574 単位加算		574	
13	3200	緊急時訪問看護加算2		医療機関	315 単位加算		315	
13	4000	訪問看護特別管理加算Ⅰ	特別管理加算	特別管理加算（Ⅰ）	500 単位加算		500	
13	4001	訪問看護特別管理加算Ⅱ		特別管理加算（Ⅱ）	250 単位加算		250	
13	7000	訪問看護ターミナルケア加算	ターミナルケア加算	ターミナルケア加算	2,000 単位加算		2,000	死亡月につき
13	4100	訪問看護特別指示減算	主治医が発行する訪問看護指示の文書の訪問看護指示期間の日数につき減算		97 単位減算		−97	1日につき
13	4002	訪問看護初回加算	ニ 初回加算		300 単位加算		300	1月につき
13	4003	訪問看護退院時共同指導加算	ホ 退院時共同指導加算		600 単位加算		600	1回につき
13	4004	訪問看護介護連携強化加算	ヘ 看護・介護職員連携強化加算		250 単位加算		250	1月につき
13	4010	訪問看護体制強化加算Ⅰ	ト 看護体制強化加算	(1) 看護体制強化加算（Ⅰ）	550 単位加算		550	
13	4005	訪問看護体制強化加算Ⅱ	(イ及びロを算定する場合のみ算定)	(2) 看護体制強化加算（Ⅱ）	200 単位加算		200	
13	6103	訪問看護サービス提供体制加算Ⅰ1	チ サービス提供体制強化加算	(1)イ及びロを算定する場合	(一)サービス提供体制強化加算（Ⅰ）	6 単位加算	6	1回につき
13	6101	訪問看護サービス提供体制加算Ⅱ1			(二)サービス提供体制強化加算（Ⅱ）	3 単位加算	3	
13	6104	訪問看護サービス提供体制加算Ⅰ2		(2)ハを算定する場合	(一)サービス提供体制強化加算（Ⅰ）	50 単位加算	50	1月につき
13	6102	訪問看護サービス提供体制加算Ⅱ2			(二)サービス提供体制強化加算（Ⅱ）	25 単位加算	25	
13	8300	訪問看護令和3年9月30日までの上乗せ分	新型コロナウイルス感染症への対応		所定単位数の 1/1000 加算			

登録期間が1月に満たない場合（日割計算用サービスコード）

サービスコード		サービス内容略称	算定項目				合成	算定
種類	項目						単位数	単位
13	3112	定期巡回訪看・日割	ハ 定期巡回・随時対応型訪問介護看護事業所と連携する場合 2,954 単位			日割計算の場合 ÷ 30.4 日	97	1日につき
13	3114	定期巡回訪看・准1・日割		准看護師による訪問が1回でもある場合 × 98%			95	
13	3116	定期巡回訪看・介5・日割			要介護5の者の場合 + 800 単位		123	
13	3118	定期巡回訪看・准1・介5・日割		准看護師による訪問が1回でもある場合 × 98%			122	
13	8002	特別地域訪問看護加算2日割	特別地域訪問看護加算	ハを算定する場合	所定単位数の 15% 加算			
13	8102	訪問看護小規模事業所加算2日割	中山間地域等における小規模事業所加算	ハを算定する場合	所定単位数の 10% 加算			
13	8112	訪問看護中山間地域等加算2日割	中山間地域等に居住する者へのサービス提供加算	ハを算定する場合	所定単位数の 5% 加算			

ロ　療養病床を有する病院における短期入所療養介護

ロ 療養病床を有する病院における短期入所療養介護

サービスコード		サービス内容略称	算定項目						合成単位数	算定単位
種類	項目									
23	2211	病院療養短期Ⅰⅰ1	(1) 病院療養病床短期入所療養介護費	(一) 病院療養病床短期入所療養介護費(Ⅰ) (看護 6:1 介護 4:1)	a 病院療養病床短期入所療養介護費(ⅰ) ＜従来型個室＞	要介護1			708	1日につき
23	2216	病院療養短期Ⅰⅰ1・夜勤減				708 単位	夜勤の勤務条件に関する基準を満たさない場合	－ 25 単位	683	
23	2221	病院療養短期Ⅰⅰ2				要介護2			813	
23	2226	病院療養短期Ⅰⅰ2・夜勤減				813 単位	夜勤の勤務条件に関する基準を満たさない場合	－ 25 単位	788	
23	2231	病院療養短期Ⅰⅰ3				要介護3			1,042	
23	2236	病院療養短期Ⅰⅰ3・夜勤減				1,042 単位	夜勤の勤務条件に関する基準を満たさない場合	－ 25 単位	1,017	
23	2241	病院療養短期Ⅰⅰ4				要介護4			1,139	
23	2246	病院療養短期Ⅰⅰ4・夜勤減				1,139 単位	夜勤の勤務条件に関する基準を満たさない場合	－ 25 単位	1,114	
23	2251	病院療養短期Ⅰⅰ5				要介護5			1,227	
23	2256	病院療養短期Ⅰⅰ5・夜勤減				1,227 単位	夜勤の勤務条件に関する基準を満たさない場合	－ 25 単位	1,202	
23	A001	病院療養短期Ⅰⅱ1			b 病院療養病床短期入所療養介護費(ⅱ) ＜療養機能強化型A＞ ＜従来型個室＞	要介護1			737	
23	A006	病院療養短期Ⅰⅱ1・夜勤減				737 単位	夜勤の勤務条件に関する基準を満たさない場合	－ 25 単位	712	
23	A007	病院療養短期Ⅰⅱ2				要介護2			848	
23	A012	病院療養短期Ⅰⅱ2・夜勤減				848 単位	夜勤の勤務条件に関する基準を満たさない場合	－ 25 単位	823	
23	A013	病院療養短期Ⅰⅱ3				要介護3			1,086	
23	A018	病院療養短期Ⅰⅱ3・夜勤減				1,086 単位	夜勤の勤務条件に関する基準を満たさない場合	－ 25 単位	1,061	
23	A019	病院療養短期Ⅰⅱ4				要介護4			1,188	
23	A024	病院療養短期Ⅰⅱ4・夜勤減				1,188 単位	夜勤の勤務条件に関する基準を満たさない場合	－ 25 単位	1,163	
23	A025	病院療養短期Ⅰⅱ5				要介護5			1,279	
23	A030	病院療養短期Ⅰⅱ5・夜勤減				1,279 単位	夜勤の勤務条件に関する基準を満たさない場合	－ 25 単位	1,254	
23	A031	病院療養短期Ⅰⅲ1			c 病院療養病床短期入所療養介護費(ⅲ) ＜療養機能強化型B＞ ＜従来型個室＞	要介護1			727	
23	A036	病院療養短期Ⅰⅲ1・夜勤減				727 単位	夜勤の勤務条件に関する基準を満たさない場合	－ 25 単位	702	
23	A037	病院療養短期Ⅰⅲ2				要介護2			836	
23	A042	病院療養短期Ⅰⅲ2・夜勤減				836 単位	夜勤の勤務条件に関する基準を満たさない場合	－ 25 単位	811	
23	A043	病院療養短期Ⅰⅲ3				要介護3			1,071	
23	A048	病院療養短期Ⅰⅲ3・夜勤減				1,071 単位	夜勤の勤務条件に関する基準を満たさない場合	－ 25 単位	1,046	
23	A049	病院療養短期Ⅰⅲ4				要介護4			1,171	
23	A054	病院療養短期Ⅰⅲ4・夜勤減				1,171 単位	夜勤の勤務条件に関する基準を満たさない場合	－ 25 単位	1,146	
23	A055	病院療養短期Ⅰⅲ5				要介護5			1,261	
23	A060	病院療養短期Ⅰⅲ5・夜勤減				1,261 単位	夜勤の勤務条件に関する基準を満たさない場合	－ 25 単位	1,236	
23	2266	病院療養短期Ⅰⅳ1			d 病院療養病床短期入所療養介護費(ⅳ) ＜多床室＞	要介護1			814	
23	2270	病院療養短期Ⅰⅳ1・夜勤減				814 単位	夜勤の勤務条件に関する基準を満たさない場合	－ 25 単位	789	
23	2271	病院療養短期Ⅰⅳ2				要介護2			921	
23	2275	病院療養短期Ⅰⅳ2・夜勤減				921 単位	夜勤の勤務条件に関する基準を満たさない場合	－ 25 単位	896	
23	2276	病院療養短期Ⅰⅳ3				要介護3			1,149	
23	2280	病院療養短期Ⅰⅳ3・夜勤減				1,149 単位	夜勤の勤務条件に関する基準を満たさない場合	－ 25 単位	1,124	
23	2281	病院療養短期Ⅰⅳ4				要介護4			1,247	
23	2285	病院療養短期Ⅰⅳ4・夜勤減				1,247 単位	夜勤の勤務条件に関する基準を満たさない場合	－ 25 単位	1,222	
23	2286	病院療養短期Ⅰⅳ5				要介護5			1,334	
23	2290	病院療養短期Ⅰⅳ5・夜勤減				1,334 単位	夜勤の勤務条件に関する基準を満たさない場合	－ 25 単位	1,309	
23	A061	病院療養短期Ⅰⅴ1			e 病院療養病床短期入所療養介護費(ⅴ) ＜療養機能強化型A＞ ＜多床室＞	要介護1			849	
23	A066	病院療養短期Ⅰⅴ1・夜勤減				849 単位	夜勤の勤務条件に関する基準を満たさない場合	－ 25 単位	824	
23	A067	病院療養短期Ⅰⅴ2				要介護2			960	
23	A072	病院療養短期Ⅰⅴ2・夜勤減				960 単位	夜勤の勤務条件に関する基準を満たさない場合	－ 25 単位	935	
23	A073	病院療養短期Ⅰⅴ3				要介護3			1,199	
23	A078	病院療養短期Ⅰⅴ3・夜勤減				1,199 単位	夜勤の勤務条件に関する基準を満たさない場合	－ 25 単位	1,174	
23	A079	病院療養短期Ⅰⅴ4				要介護4			1,300	
23	A084	病院療養短期Ⅰⅴ4・夜勤減				1,300 単位	夜勤の勤務条件に関する基準を満たさない場合	－ 25 単位	1,275	
23	A085	病院療養短期Ⅰⅴ5				要介護5			1,391	
23	A090	病院療養短期Ⅰⅴ5・夜勤減				1,391 単位	夜勤の勤務条件に関する基準を満たさない場合	－ 25 単位	1,366	
23	A091	病院療養短期Ⅰⅵ1			f 病院療養病床短期入所療養介護費(ⅵ) ＜療養機能強化型B＞ ＜多床室＞	要介護1			837	
23	A096	病院療養短期Ⅰⅵ1・夜勤減				837 単位	夜勤の勤務条件に関する基準を満たさない場合	－ 25 単位	812	
23	A097	病院療養短期Ⅰⅵ2				要介護2			946	
23	A102	病院療養短期Ⅰⅵ2・夜勤減				946 単位	夜勤の勤務条件に関する基準を満たさない場合	－ 25 単位	921	
23	A103	病院療養短期Ⅰⅵ3				要介護3			1,181	
23	A108	病院療養短期Ⅰⅵ3・夜勤減				1,181 単位	夜勤の勤務条件に関する基準を満たさない場合	－ 25 単位	1,156	
23	A109	病院療養短期Ⅰⅵ4				要介護4			1,280	
23	A114	病院療養短期Ⅰⅵ4・夜勤減				1,280 単位	夜勤の勤務条件に関する基準を満たさない場合	－ 25 単位	1,255	
23	A115	病院療養短期Ⅰⅵ5				要介護5			1,370	
23	A120	病院療養短期Ⅰⅵ5・夜勤減				1,370 単位	夜勤の勤務条件に関する基準を満たさない場合	－ 25 単位	1,345	

サービスコード		サービス内容略称	算定項目					合成単位数	算定単位
種類	項目								
23	2311	病院療養短期Ⅱ i 1	(1)病院療養病床短期入所療養介護費	(二)病院療養病床短期入所療養介護費(Ⅱ)(看護 6:1 介護 5:1)	a 病院療養病床短期入所療養介護費(i)<従来型個室>	要介護1		652	1日につき
23	2316	病院療養短期Ⅱ i 1・夜勤減				652 単位	夜勤の勤務条件に関する基準を満たさない場合 − 25 単位	627	
23	2321	病院療養短期Ⅱ i 2				要介護2		757	
23	2326	病院療養短期Ⅱ i 2・夜勤減				757 単位	夜勤の勤務条件に関する基準を満たさない場合 − 25 単位	732	
23	2331	病院療養短期Ⅱ i 3				要介護3		914	
23	2336	病院療養短期Ⅱ i 3・夜勤減				914 単位	夜勤の勤務条件に関する基準を満たさない場合 − 25 単位	889	
23	2341	病院療養短期Ⅱ i 4				要介護4		1,063	
23	2346	病院療養短期Ⅱ i 4・夜勤減				1,063 単位	夜勤の勤務条件に関する基準を満たさない場合 − 25 単位	1,038	
23	2351	病院療養短期Ⅱ i 5				要介護5		1,104	
23	2356	病院療養短期Ⅱ i 5・夜勤減				1,104 単位	夜勤の勤務条件に関する基準を満たさない場合 − 25 単位	1,079	
23	C001	病院療養短期Ⅱ ii 1			b 病院療養病床短期入所療養介護費(ii)<療養機能強化型><従来型個室>	要介護1		667	
23	C006	病院療養短期Ⅱ ii 1・夜勤減				667 単位	夜勤の勤務条件に関する基準を満たさない場合 − 25 単位	642	
23	C007	病院療養短期Ⅱ ii 2				要介護2		776	
23	C012	病院療養短期Ⅱ ii 2・夜勤減				776 単位	夜勤の勤務条件に関する基準を満たさない場合 − 25 単位	751	
23	C013	病院療養短期Ⅱ ii 3				要介護3		935	
23	C018	病院療養短期Ⅱ ii 3・夜勤減				935 単位	夜勤の勤務条件に関する基準を満たさない場合 − 25 単位	910	
23	C019	病院療養短期Ⅱ ii 4				要介護4		1,088	
23	C024	病院療養短期Ⅱ ii 4・夜勤減				1,088 単位	夜勤の勤務条件に関する基準を満たさない場合 − 25 単位	1,063	
23	C025	病院療養短期Ⅱ ii 5				要介護5		1,130	
23	C030	病院療養短期Ⅱ ii 5・夜勤減				1,130 単位	夜勤の勤務条件に関する基準を満たさない場合 − 25 単位	1,105	
23	2366	病院療養短期Ⅱ iii 1		(二)病院療養病床短期入所療養介護費(Ⅱ)(看護 6:1 介護 5:1)	c 病院療養病床短期入所療養介護費(iii)<多床室>	要介護1		759	
23	2370	病院療養短期Ⅱ iii 1・夜勤減				759 単位	夜勤の勤務条件に関する基準を満たさない場合 − 25 単位	734	
23	2371	病院療養短期Ⅱ iii 2				要介護2		866	
23	2375	病院療養短期Ⅱ iii 2・夜勤減				866 単位	夜勤の勤務条件に関する基準を満たさない場合 − 25 単位	841	
23	2376	病院療養短期Ⅱ iii 3				要介護3		1,020	
23	2380	病院療養短期Ⅱ iii 3・夜勤減				1,020 単位	夜勤の勤務条件に関する基準を満たさない場合 − 25 単位	995	
23	2381	病院療養短期Ⅱ iii 4				要介護4		1,171	
23	2385	病院療養短期Ⅱ iii 4・夜勤減				1,171 単位	夜勤の勤務条件に関する基準を満たさない場合 − 25 単位	1,146	
23	2386	病院療養短期Ⅱ iii 5				要介護5		1,211	
23	2390	病院療養短期Ⅱ iii 5・夜勤減				1,211 単位	夜勤の勤務条件に関する基準を満たさない場合 − 25 単位	1,186	
23	C031	病院療養短期Ⅱ iv 1			d 病院療養病床短期入所療養介護費(iv)<療養機能強化型><多床室>	要介護1		778	
23	C036	病院療養短期Ⅱ iv 1・夜勤減				778 単位	夜勤の勤務条件に関する基準を満たさない場合 − 25 単位	753	
23	C037	病院療養短期Ⅱ iv 2				要介護2		886	
23	C042	病院療養短期Ⅱ iv 2・夜勤減				886 単位	夜勤の勤務条件に関する基準を満たさない場合 − 25 単位	861	
23	C043	病院療養短期Ⅱ iv 3				要介護3		1,044	
23	C048	病院療養短期Ⅱ iv 3・夜勤減				1,044 単位	夜勤の勤務条件に関する基準を満たさない場合 − 25 単位	1,019	
23	C049	病院療養短期Ⅱ iv 4				要介護4		1,199	
23	C054	病院療養短期Ⅱ iv 4・夜勤減				1,199 単位	夜勤の勤務条件に関する基準を満たさない場合 − 25 単位	1,174	
23	C055	病院療養短期Ⅱ iv 5				要介護5		1,240	
23	C060	病院療養短期Ⅱ iv 5・夜勤減				1,240 単位	夜勤の勤務条件に関する基準を満たさない場合 − 25 単位	1,215	
23	2411	病院療養短期Ⅲ i 1		(三)病院療養病床短期入所療養介護費(Ⅲ)(看護 6:1 介護 6:1)	a 病院療養病床短期入所療養介護費(i)<従来型個室>	要介護1		629	
23	2416	病院療養短期Ⅲ i 1・夜勤減				629 単位	夜勤の勤務条件に関する基準を満たさない場合 − 25 単位	604	
23	2421	病院療養短期Ⅲ i 2				要介護2		738	
23	2426	病院療養短期Ⅲ i 2・夜勤減				738 単位	夜勤の勤務条件に関する基準を満たさない場合 − 25 単位	713	
23	2431	病院療養短期Ⅲ i 3				要介護3		885	
23	2436	病院療養短期Ⅲ i 3・夜勤減				885 単位	夜勤の勤務条件に関する基準を満たさない場合 − 25 単位	860	
23	2441	病院療養短期Ⅲ i 4				要介護4		1,037	
23	2446	病院療養短期Ⅲ i 4・夜勤減				1,037 単位	夜勤の勤務条件に関する基準を満たさない場合 − 25 単位	1,012	
23	2451	病院療養短期Ⅲ i 5				要介護5		1,077	
23	2456	病院療養短期Ⅲ i 5・夜勤減				1,077 単位	夜勤の勤務条件に関する基準を満たさない場合 − 25 単位	1,052	
23	2466	病院療養短期Ⅲ ii 1			b 病院療養病床短期入所療養介護費(ii)<多床室>	要介護1		738	
23	2470	病院療養短期Ⅲ ii 1・夜勤減				738 単位	夜勤の勤務条件に関する基準を満たさない場合 − 25 単位	713	
23	2471	病院療養短期Ⅲ ii 2				要介護2		846	
23	2475	病院療養短期Ⅲ ii 2・夜勤減				846 単位	夜勤の勤務条件に関する基準を満たさない場合 − 25 単位	821	
23	2476	病院療養短期Ⅲ ii 3				要介護3		993	
23	2480	病院療養短期Ⅲ ii 3・夜勤減				993 単位	夜勤の勤務条件に関する基準を満たさない場合 − 25 単位	968	
23	2481	病院療養短期Ⅲ ii 4				要介護4		1,146	
23	2485	病院療養短期Ⅲ ii 4・夜勤減				1,146 単位	夜勤の勤務条件に関する基準を満たさない場合 − 25 単位	1,121	
23	2486	病院療養短期Ⅲ ii 5				要介護5		1,186	
23	2490	病院療養短期Ⅲ ii 5・夜勤減				1,186 単位	夜勤の勤務条件に関する基準を満たさない場合 − 25 単位	1,161	

サービスコード		サービス内容略称	算定項目					合成単位数	算定単位
種類	項目								
23	1006	病院経過短期Ⅰⅰ1	(2) 病院療養病床経過型短期入所療養介護費	(一) 病院療養病床経過型短期入所療養介護費（Ⅰ） （看護 6:1 介護 4:1）	a 病院療養病床経過型短期入所療養介護費（ⅰ） ＜従来型個室＞	要介護1		717	1日につき
23	1010	病院経過短期Ⅰⅰ1・夜勤減				717 単位	夜勤の勤務条件に関する基準を満たさない場合 − 25 単位	692	
23	1011	病院経過短期Ⅰⅰ2				要介護2		824	
23	1015	病院経過短期Ⅰⅰ2・夜勤減				824 単位	夜勤の勤務条件に関する基準を満たさない場合 − 25 単位	799	
23	1016	病院経過短期Ⅰⅰ3				要介護3		971	
23	1020	病院経過短期Ⅰⅰ3・夜勤減				971 単位	夜勤の勤務条件に関する基準を満たさない場合 − 25 単位	946	
23	1021	病院経過短期Ⅰⅰ4				要介護4		1,059	
23	1025	病院経過短期Ⅰⅰ4・夜勤減				1,059 単位	夜勤の勤務条件に関する基準を満たさない場合 − 25 単位	1,034	
23	1026	病院経過短期Ⅰⅰ5				要介護5		1,148	
23	1030	病院経過短期Ⅰⅰ5・夜勤減				1,148 単位	夜勤の勤務条件に関する基準を満たさない場合 − 25 単位	1,123	
23	1036	病院経過短期Ⅰⅱ1			b 病院療養病床経過型短期入所療養介護費（ⅱ） ＜多床室＞	要介護1		825	
23	1040	病院経過短期Ⅰⅱ1・夜勤減				825 単位	夜勤の勤務条件に関する基準を満たさない場合 − 25 単位	800	
23	1041	病院経過短期Ⅰⅱ2				要介護2		933	
23	1045	病院経過短期Ⅰⅱ2・夜勤減				933 単位	夜勤の勤務条件に関する基準を満たさない場合 − 25 単位	908	
23	1046	病院経過短期Ⅰⅱ3				要介護3		1,078	
23	1050	病院経過短期Ⅰⅱ3・夜勤減				1,078 単位	夜勤の勤務条件に関する基準を満たさない場合 − 25 単位	1,053	
23	1051	病院経過短期Ⅰⅱ4				要介護4		1,168	
23	1055	病院経過短期Ⅰⅱ4・夜勤減				1,168 単位	夜勤の勤務条件に関する基準を満たさない場合 − 25 単位	1,143	
23	1056	病院経過短期Ⅰⅱ5				要介護5		1,256	
23	1060	病院経過短期Ⅰⅱ5・夜勤減				1,256 単位	夜勤の勤務条件に関する基準を満たさない場合 − 25 単位	1,231	
23	5206	病院経過短期Ⅱⅰ1		(二) 病院療養病床経過型短期入所療養介護費（Ⅱ） （看護 8:1 介護 4:1）	a 病院療養病床経過型短期入所療養介護費（ⅰ） ＜従来型個室＞	要介護1		717	
23	5210	病院経過短期Ⅱⅰ1・夜勤減				717 単位	夜勤の勤務条件に関する基準を満たさない場合 − 25 単位	692	
23	5211	病院経過短期Ⅱⅰ2				要介護2		824	
23	5215	病院経過短期Ⅱⅰ2・夜勤減				824 単位	夜勤の勤務条件に関する基準を満たさない場合 − 25 単位	799	
23	5216	病院経過短期Ⅱⅰ3				要介護3		930	
23	5220	病院経過短期Ⅱⅰ3・夜勤減				930 単位	夜勤の勤務条件に関する基準を満たさない場合 − 25 単位	905	
23	5221	病院経過短期Ⅱⅰ4				要介護4		1,019	
23	5225	病院経過短期Ⅱⅰ4・夜勤減				1,019 単位	夜勤の勤務条件に関する基準を満たさない場合 − 25 単位	994	
23	5226	病院経過短期Ⅱⅰ5				要介護5		1,107	
23	5230	病院経過短期Ⅱⅰ5・夜勤減				1,107 単位	夜勤の勤務条件に関する基準を満たさない場合 − 25 単位	1,082	
23	5236	病院経過短期Ⅱⅱ1			b 病院療養病床経過型短期入所療養介護費（ⅱ） ＜多床室＞	要介護1		825	
23	5240	病院経過短期Ⅱⅱ1・夜勤減				825 単位	夜勤の勤務条件に関する基準を満たさない場合 − 25 単位	800	
23	5241	病院経過短期Ⅱⅱ2				要介護2		933	
23	5245	病院経過短期Ⅱⅱ2・夜勤減				933 単位	夜勤の勤務条件に関する基準を満たさない場合 − 25 単位	908	
23	5246	病院経過短期Ⅱⅱ3				要介護3		1,037	
23	5250	病院経過短期Ⅱⅱ3・夜勤減				1,037 単位	夜勤の勤務条件に関する基準を満たさない場合 − 25 単位	1,012	
23	5251	病院経過短期Ⅱⅱ4				要介護4		1,125	
23	5255	病院経過短期Ⅱⅱ4・夜勤減				1,125 単位	夜勤の勤務条件に関する基準を満たさない場合 − 25 単位	1,100	
23	5256	病院経過短期Ⅱⅱ5				要介護5		1,216	
23	5260	病院経過短期Ⅱⅱ5・夜勤減				1,216 単位	夜勤の勤務条件に関する基準を満たさない場合 − 25 単位	1,191	

ービスコード		サービス内容略称	算定項目				合成単位数	算定単位
類	項目							
3	2511	ユ型病院療養短期Ⅰ1	(3)ユニット型病院療養病床短期入所療養介護費	(一)ユニット型病院療養病床短期入所療養介護費（Ⅰ）〈ユニット型個室〉	要介護1		838	1日につき
3	2516	ユ型病院療養短期Ⅰ1・夜勤減			838 単位	夜勤の勤務条件に関する基準を満たさない場合 − 25 単位	813	
3	2521	ユ型病院療養短期Ⅰ2			要介護2		943	
3	2526	ユ型病院療養短期Ⅰ2・夜勤減			943 単位	夜勤の勤務条件に関する基準を満たさない場合 − 25 単位	918	
3	2531	ユ型病院療養短期Ⅰ3			要介護3		1,172	
3	2536	ユ型病院療養短期Ⅰ3・夜勤減			1,172 単位	夜勤の勤務条件に関する基準を満たさない場合 − 25 単位	1,147	
3	2541	ユ型病院療養短期Ⅰ4			要介護4		1,269	
3	2546	ユ型病院療養短期Ⅰ4・夜勤減			1,269 単位	夜勤の勤務条件に関する基準を満たさない場合 − 25 単位	1,244	
3	2551	ユ型病院療養短期Ⅰ5			要介護5		1,356	
3	2556	ユ型病院療養短期Ⅰ5・夜勤減			1,356 単位	夜勤の勤務条件に関する基準を満たさない場合 − 25 単位	1,331	
3	A121	ユ型病院療養短期Ⅱ1		(二)ユニット型病院療養病床短期入所療養介護費（Ⅱ）〈療養機能強化型A〉〈ユニット型個室〉	要介護1		867	
3	A126	ユ型病院療養短期Ⅱ1・夜勤減			867 単位	夜勤の勤務条件に関する基準を満たさない場合 − 25 単位	842	
3	A127	ユ型病院療養短期Ⅱ2			要介護2		977	
3	A132	ユ型病院療養短期Ⅱ2・夜勤減			977 単位	夜勤の勤務条件に関する基準を満たさない場合 − 25 単位	952	
23	A133	ユ型病院療養短期Ⅱ3			要介護3		1,216	
3	A138	ユ型病院療養短期Ⅱ3・夜勤減			1,216 単位	夜勤の勤務条件に関する基準を満たさない場合 − 25 単位	1,191	
3	A139	ユ型病院療養短期Ⅱ4			要介護4		1,317	
3	A144	ユ型病院療養短期Ⅱ4・夜勤減			1,317 単位	夜勤の勤務条件に関する基準を満たさない場合 − 25 単位	1,292	
23	A145	ユ型病院療養短期Ⅱ5			要介護5		1,408	
23	A150	ユ型病院療養短期Ⅱ5・夜勤減			1,408 単位	夜勤の勤務条件に関する基準を満たさない場合 − 25 単位	1,383	
3	A151	ユ型病院療養短期Ⅲ1		(三)ユニット型病院療養病床短期入所療養介護費（Ⅲ）〈療養機能強化型B〉〈ユニット型個室〉	要介護1		856	
3	A156	ユ型病院療養短期Ⅲ1・夜勤減			856 単位	夜勤の勤務条件に関する基準を満たさない場合 − 25 単位	831	
3	A157	ユ型病院療養短期Ⅲ2			要介護2		965	
3	A162	ユ型病院療養短期Ⅲ2・夜勤減			965 単位	夜勤の勤務条件に関する基準を満たさない場合 − 25 単位	940	
3	A163	ユ型病院療養短期Ⅲ3			要介護3		1,201	
23	A168	ユ型病院療養短期Ⅲ3・夜勤減			1,201 単位	夜勤の勤務条件に関する基準を満たさない場合 − 25 単位	1,176	
3	A169	ユ型病院療養短期Ⅲ4			要介護4		1,300	
3	A174	ユ型病院療養短期Ⅲ4・夜勤減			1,300 単位	夜勤の勤務条件に関する基準を満たさない場合 − 25 単位	1,275	
3	A175	ユ型病院療養短期Ⅲ5			要介護5		1,390	
3	A180	ユ型病院療養短期Ⅲ5・夜勤減			1,390 単位	夜勤の勤務条件に関する基準を満たさない場合 − 25 単位	1,365	
23	2566	経ユ型病院療養短期Ⅰ1		(四)経過的ユニット型病院療養病床短期入所療養介護費（Ⅰ）〈ユニット型個室的多床室〉	要介護1		838	
23	2570	経ユ型病院療養短期Ⅰ1・夜勤減			838 単位	夜勤の勤務条件に関する基準を満たさない場合 − 25 単位	813	
23	2571	経ユ型病院療養短期Ⅰ2			要介護2		943	
23	2575	経ユ型病院療養短期Ⅰ2・夜勤減			943 単位	夜勤の勤務条件に関する基準を満たさない場合 − 25 単位	918	
23	2576	経ユ型病院療養短期Ⅰ3			要介護3		1,172	
23	2580	経ユ型病院療養短期Ⅰ3・夜勤減			1,172 単位	夜勤の勤務条件に関する基準を満たさない場合 − 25 単位	1,147	
23	2581	経ユ型病院療養短期Ⅰ4			要介護4		1,269	
23	2585	経ユ型病院療養短期Ⅰ4・夜勤減			1,269 単位	夜勤の勤務条件に関する基準を満たさない場合 − 25 単位	1,244	
23	2586	経ユ型病院療養短期Ⅰ5			要介護5		1,356	
23	2590	経ユ型病院療養短期Ⅰ5・夜勤減			1,356 単位	夜勤の勤務条件に関する基準を満たさない場合 − 25 単位	1,331	
23	A181	経ユ型病院療養短期Ⅱ1		(五)経過的ユニット型病院療養病床短期入所療養介護費（Ⅱ）〈療養機能強化型A〉〈ユニット型個室的多床室〉	要介護1		867	
23	A186	経ユ型病院療養短期Ⅱ1・夜勤減			867 単位	夜勤の勤務条件に関する基準を満たさない場合 − 25 単位	842	
23	A187	経ユ型病院療養短期Ⅱ2			要介護2		977	
23	A192	経ユ型病院療養短期Ⅱ2・夜勤減			977 単位	夜勤の勤務条件に関する基準を満たさない場合 − 25 単位	952	
23	A193	経ユ型病院療養短期Ⅱ3			要介護3		1,216	
23	A198	経ユ型病院療養短期Ⅱ3・夜勤減			1,216 単位	夜勤の勤務条件に関する基準を満たさない場合 − 25 単位	1,191	
23	A199	経ユ型病院療養短期Ⅱ4			要介護4		1,317	
23	A204	経ユ型病院療養短期Ⅱ4・夜勤減			1,317 単位	夜勤の勤務条件に関する基準を満たさない場合 − 25 単位	1,292	
23	A205	経ユ型病院療養短期Ⅱ5			要介護5		1,408	
23	A210	経ユ型病院療養短期Ⅱ5・夜勤減			1,408 単位	夜勤の勤務条件に関する基準を満たさない場合 − 25 単位	1,383	
23	A211	経ユ型病院療養短期Ⅲ1		(六)経過的ユニット型病院療養病床短期入所療養介護費（Ⅲ）〈療養機能強化型B〉〈ユニット型個室的多床室〉	要介護1		856	
23	A216	経ユ型病院療養短期Ⅲ1・夜勤減			856 単位	夜勤の勤務条件に関する基準を満たさない場合 − 25 単位	831	
23	A217	経ユ型病院療養短期Ⅲ2			要介護2		965	
23	A222	経ユ型病院療養短期Ⅲ2・夜勤減			965 単位	夜勤の勤務条件に関する基準を満たさない場合 − 25 単位	940	
23	A223	経ユ型病院療養短期Ⅲ3			要介護3		1,201	
23	A228	経ユ型病院療養短期Ⅲ3・夜勤減			1,201 単位	夜勤の勤務条件に関する基準を満たさない場合 − 25 単位	1,176	
23	A229	経ユ型病院療養短期Ⅲ4			要介護4		1,300	
23	A234	経ユ型病院療養短期Ⅲ4・夜勤減			1,300 単位	夜勤の勤務条件に関する基準を満たさない場合 − 25 単位	1,275	
23	A235	経ユ型病院療養短期Ⅲ5			要介護5		1,390	
23	A240	経ユ型病院療養短期Ⅲ5・夜勤減			1,390 単位	夜勤の勤務条件に関する基準を満たさない場合 − 25 単位	1,365	

サービスコード 種類	サービスコード 項目	サービス内容略称	算定項目					合成単位数	算定単位
23	2806	ユ型病院療養短期Ⅰ1・未	(3) ユニット型病院療養病床短期入所療養介護費	(一) ユニット型病院療養病床短期入所療養介護費(Ⅰ) 〈ユニット型個室〉	要介護1		ユニットケア体制未整備減算 × 97%	813	1日につ
23	2810	ユ型病院療養短期Ⅰ1・夜勤減・未			838 単位	夜勤の勤務条件に関する基準を満たさない場合 － 25 単位		789	
23	2811	ユ型病院療養短期Ⅰ2・未			要介護2			915	
23	2815	ユ型病院療養短期Ⅰ2・夜勤減・未			943 単位	夜勤の勤務条件に関する基準を満たさない場合 － 25 単位		890	
23	2816	ユ型病院療養短期Ⅰ3・未			要介護3			1,137	
23	2820	ユ型病院療養短期Ⅰ3・夜勤減・未			1,172 単位	夜勤の勤務条件に関する基準を満たさない場合 － 25 単位		1,113	
23	2821	ユ型病院療養短期Ⅰ4・未			要介護4			1,231	
23	2825	ユ型病院療養短期Ⅰ4・夜勤減・未			1,269 単位	夜勤の勤務条件に関する基準を満たさない場合 － 25 単位		1,207	
23	2826	ユ型病院療養短期Ⅰ5・未			要介護5			1,315	
23	2830	ユ型病院療養短期Ⅰ5・夜勤減・未			1,356 単位	夜勤の勤務条件に関する基準を満たさない場合 － 25 単位		1,291	
23	A241	ユ型病院療養短期Ⅱ1・未		(二) ユニット型病院療養病床短期入所療養介護費(Ⅱ) 〈療養機能強化型A〉 〈ユニット型個室〉	要介護1			841	
23	A246	ユ型病院療養短期Ⅱ1・夜勤減・未			867 単位	夜勤の勤務条件に関する基準を満たさない場合 － 25 単位		817	
23	A247	ユ型病院療養短期Ⅱ2・未			要介護2			948	
23	A252	ユ型病院療養短期Ⅱ2・夜勤減・未			977 単位	夜勤の勤務条件に関する基準を満たさない場合 － 25 単位		923	
23	A253	ユ型病院療養短期Ⅱ3・未			要介護3			1,180	
23	A258	ユ型病院療養短期Ⅱ3・夜勤減・未			1,216 単位	夜勤の勤務条件に関する基準を満たさない場合 － 25 単位		1,155	
23	A259	ユ型病院療養短期Ⅱ4・未			要介護4			1,277	
23	A264	ユ型病院療養短期Ⅱ4・夜勤減・未			1,317 単位	夜勤の勤務条件に関する基準を満たさない場合 － 25 単位		1,253	
23	A265	ユ型病院療養短期Ⅱ5・未			要介護5			1,366	
23	A270	ユ型病院療養短期Ⅱ5・夜勤減・未			1,408 単位	夜勤の勤務条件に関する基準を満たさない場合 － 25 単位		1,342	
23	A271	ユ型病院療養短期Ⅲ1・未		(三) ユニット型病院療養病床短期入所療養介護費(Ⅲ) 〈療養機能強化型B〉 〈ユニット型個室〉	要介護1			830	
23	A276	ユ型病院療養短期Ⅲ1・夜勤減・未			856 単位	夜勤の勤務条件に関する基準を満たさない場合 － 25 単位		806	
23	A277	ユ型病院療養短期Ⅲ2・未			要介護2			936	
23	A282	ユ型病院療養短期Ⅲ2・夜勤減・未			965 単位	夜勤の勤務条件に関する基準を満たさない場合 － 25 単位		912	
23	A283	ユ型病院療養短期Ⅲ3・未			要介護3			1,165	
23	A288	ユ型病院療養短期Ⅲ3・夜勤減・未			1,201 単位	夜勤の勤務条件に関する基準を満たさない場合 － 25 単位		1,141	
23	A289	ユ型病院療養短期Ⅲ4・未			要介護4			1,261	
23	A294	ユ型病院療養短期Ⅲ4・夜勤減・未			1,300 単位	夜勤の勤務条件に関する基準を満たさない場合 － 25 単位		1,237	
23	A295	ユ型病院療養短期Ⅲ5・未			要介護5			1,348	
23	A300	ユ型病院療養短期Ⅲ5・夜勤減・未			1,390 単位	夜勤の勤務条件に関する基準を満たさない場合 － 25 単位		1,324	
23	2836	経ユ型病院療養短期Ⅰ1・未		(四) 経過的ユニット型病院療養病床短期入所療養介護費(Ⅰ) 〈ユニット型個室的多床室〉	要介護1			813	
23	2840	経ユ型病院療養短期Ⅰ1・夜勤減・未			838 単位	夜勤の勤務条件に関する基準を満たさない場合 － 25 単位		789	
23	2841	経ユ型病院療養短期Ⅰ2・未			要介護2			915	
23	2845	経ユ型病院療養短期Ⅰ2・夜勤減・未			943 単位	夜勤の勤務条件に関する基準を満たさない場合 － 25 単位		890	
23	2846	経ユ型病院療養短期Ⅰ3・未			要介護3			1,137	
23	2850	経ユ型病院療養短期Ⅰ3・夜勤減・未			1,172 単位	夜勤の勤務条件に関する基準を満たさない場合 － 25 単位		1,113	
23	2851	経ユ型病院療養短期Ⅰ4・未			要介護4			1,231	
23	2855	経ユ型病院療養短期Ⅰ4・夜勤減・未			1,269 単位	夜勤の勤務条件に関する基準を満たさない場合 － 25 単位		1,207	
23	2856	経ユ型病院療養短期Ⅰ5・未			要介護5			1,315	
23	2860	経ユ型病院療養短期Ⅰ5・夜勤減・未			1,356 単位	夜勤の勤務条件に関する基準を満たさない場合 － 25 単位		1,291	
23	A301	経ユ型病院療養短期Ⅱ1・未		(五) 経過的ユニット型病院療養病床短期入所療養介護費(Ⅱ) 〈療養機能強化型A〉 〈ユニット型個室的多床室〉	要介護1			841	
23	A306	経ユ型病院療養短期Ⅱ1・夜勤減・未			867 単位	夜勤の勤務条件に関する基準を満たさない場合 － 25 単位		817	
23	A307	経ユ型病院療養短期Ⅱ2・未			要介護2			948	
23	A312	経ユ型病院療養短期Ⅱ2・夜勤減・未			977 単位	夜勤の勤務条件に関する基準を満たさない場合 － 25 単位		923	
23	A313	経ユ型病院療養短期Ⅱ3・未			要介護3			1,180	
23	A318	経ユ型病院療養短期Ⅱ3・夜勤減・未			1,216 単位	夜勤の勤務条件に関する基準を満たさない場合 － 25 単位		1,155	
23	A319	経ユ型病院療養短期Ⅱ4・未			要介護4			1,277	
23	A324	経ユ型病院療養短期Ⅱ4・夜勤減・未			1,317 単位	夜勤の勤務条件に関する基準を満たさない場合 － 25 単位		1,253	
23	A325	経ユ型病院療養短期Ⅱ5・未			要介護5			1,366	
23	A330	経ユ型病院療養短期Ⅱ5・夜勤減・未			1,408 単位	夜勤の勤務条件に関する基準を満たさない場合 － 25 単位		1,342	
23	A331	経ユ型病院療養短期Ⅲ1・未		(六) 経過的ユニット型病院療養病床短期入所療養介護費(Ⅲ) 〈療養機能強化型B〉 〈ユニット型個室的多床室〉	要介護1			830	
23	A336	経ユ型病院療養短期Ⅲ1・夜勤減・未			856 単位	夜勤の勤務条件に関する基準を満たさない場合 － 25 単位		806	
23	A337	経ユ型病院療養短期Ⅲ2・未			要介護2			936	
23	A342	経ユ型病院療養短期Ⅲ2・夜勤減・未			965 単位	夜勤の勤務条件に関する基準を満たさない場合 － 25 単位		912	
23	A343	経ユ型病院療養短期Ⅲ3・未			要介護3			1,165	
23	A348	経ユ型病院療養短期Ⅲ3・夜勤減・未			1,201 単位	夜勤の勤務条件に関する基準を満たさない場合 － 25 単位		1,141	
23	A349	経ユ型病院療養短期Ⅲ4・未			要介護4			1,261	
23	A354	経ユ型病院療養短期Ⅲ4・夜勤減・未			1,300 単位	夜勤の勤務条件に関する基準を満たさない場合 － 25 単位		1,237	
23	A355	経ユ型病院療養短期Ⅲ5・未			要介護5			1,348	
23	A360	経ユ型病院療養短期Ⅲ5・夜勤減・未			1,390 単位	夜勤の勤務条件に関する基準を満たさない場合 － 25 単位		1,324	

ービスコード		サービス内容略称	算定項目					合成	算定
類	項目							単位数	単位
3	1066	ユ型病院経過短期1	(4)ユニット型病院療養病床経過型短期入所療養介護費	(一) ユニット型病院療養病床経過型短期入所療養介護費 ＜ユニット型個室＞	要介護1			838	1日につき
3	1070	ユ型病院経過短期1・夜勤減			838 単位	夜勤の勤務条件に関する基準を満たさない場合 — 25 単位		813	
3	1071	ユ型病院経過短期2			要介護2			943	
3	1075	ユ型病院経過短期2・夜勤減			943 単位	夜勤の勤務条件に関する基準を満たさない場合 — 25 単位		918	
3	1076	ユ型病院経過短期3			要介護3			1,082	
3	1080	ユ型病院経過短期3・夜勤減			1,082 単位	夜勤の勤務条件に関する基準を満たさない場合 — 25 単位		1,057	
3	1081	ユ型病院経過短期4			要介護4			1,170	
3	1085	ユ型病院経過短期4・夜勤減			1,170 単位	夜勤の勤務条件に関する基準を満たさない場合 — 25 単位		1,145	
3	1086	ユ型病院経過短期5			要介護5			1,257	
3	1090	ユ型病院経過短期5・夜勤減			1,257 単位	夜勤の勤務条件に関する基準を満たさない場合 — 25 単位		1,232	
3	1096	経ユ型病院経過短期1		(二) 経過的ユニット型病院療養病床経過型短期入所療養介護費 ＜ユニット型個室的多床室＞	要介護1			838	
3	1100	経ユ型病院経過短期1・夜勤減			838 単位	夜勤の勤務条件に関する基準を満たさない場合 — 25 単位		813	
3	1101	経ユ型病院経過短期2			要介護2			943	
3	1105	経ユ型病院経過短期2・夜勤減			943 単位	夜勤の勤務条件に関する基準を満たさない場合 — 25 単位		918	
3	1106	経ユ型病院経過短期3			要介護3			1,082	
3	1110	経ユ型病院経過短期3・夜勤減			1,082 単位	夜勤の勤務条件に関する基準を満たさない場合 — 25 単位		1,057	
3	1111	経ユ型病院経過短期4			要介護4			1,170	
3	1115	経ユ型病院経過短期4・夜勤減			1,170 単位	夜勤の勤務条件に関する基準を満たさない場合 — 25 単位		1,145	
3	1116	経ユ型病院経過短期5			要介護5			1,257	
3	1120	経ユ型病院経過短期5・夜勤減			1,257 単位	夜勤の勤務条件に関する基準を満たさない場合 — 25 単位		1,232	
3	1126	ユ型病院経過短期1・未		(一) ユニット型病院療養病床経過型短期入所療養介護費 ＜ユニット型個室＞	要介護1		ユニットケア体制未整備減算 × 97%	813	
3	1130	ユ型病院経過短期1・夜勤減・未			838 単位	夜勤の勤務条件に関する基準を満たさない場合 — 25 単位		789	
3	1131	ユ型病院経過短期2・未			要介護2			915	
3	1135	ユ型病院経過短期2・夜勤減・未			943 単位	夜勤の勤務条件に関する基準を満たさない場合 — 25 単位		890	
3	1136	ユ型病院経過短期3・未			要介護3			1,050	
3	1140	ユ型病院経過短期3・夜勤減・未			1,082 単位	夜勤の勤務条件に関する基準を満たさない場合 — 25 単位		1,025	
3	1141	ユ型病院経過短期4・未			要介護4			1,135	
3	1145	ユ型病院経過短期4・夜勤減・未			1,170 単位	夜勤の勤務条件に関する基準を満たさない場合 — 25 単位		1,111	
3	1146	ユ型病院経過短期5・未			要介護5			1,219	
3	1150	ユ型病院経過短期5・夜勤減・未			1,257 単位	夜勤の勤務条件に関する基準を満たさない場合 — 25 単位		1,195	
3	1156	経ユ型病院経過短期1・未		(二) 経過的ユニット型病院療養病床経過型短期入所療養介護費 ＜ユニット型個室的多床室＞	要介護1			813	
3	1160	経ユ型病院経過短期1・夜勤減・未			838 単位	夜勤の勤務条件に関する基準を満たさない場合 — 25 単位		789	
3	1161	経ユ型病院経過短期2・未			要介護2			915	
3	1165	経ユ型病院経過短期2・夜勤減・未			943 単位	夜勤の勤務条件に関する基準を満たさない場合 — 25 単位		890	
3	1166	経ユ型病院経過短期3・未			要介護3			1,050	
3	1170	経ユ型病院経過短期3・夜勤減・未			1,082 単位	夜勤の勤務条件に関する基準を満たさない場合 — 25 単位		1,025	
3	1171	経ユ型病院経過短期4・未			要介護4			1,135	
3	1175	経ユ型病院経過短期4・夜勤減・未			1,170 単位	夜勤の勤務条件に関する基準を満たさない場合 — 25 単位		1,111	
3	1176	経ユ型病院経過短期5・未			要介護5			1,219	
3	1180	経ユ型病院経過短期5・夜勤減・未			1,257 単位	夜勤の勤務条件に関する基準を満たさない場合 — 25 単位		1,195	
3	2611	特定病院療養短期1	(5)特定病院療養病床短期入所療養介護費(日帰りショート)	(一)3時間以上4時間未満				670	1回につき
3	2615	特定病院療養短期1・夜勤減			670 単位	夜勤の勤務条件に関する基準を満たさない場合 — 25 単位		645	
3	2621	特定病院療養短期2		(二)4時間以上6時間未満				928	
3	2625	特定病院療養短期2・夜勤減			928 単位	夜勤の勤務条件に関する基準を満たさない場合 — 25 単位		903	
3	2631	特定病院療養短期3		(三)6時間以上8時間未満				1,289	
3	2635	特定病院療養短期3・夜勤減			1,289 単位	夜勤の勤務条件に関する基準を満たさない場合 — 25 単位		1,264	

サービスコード 種類	サービスコード 項目	サービス内容略称	算定項目			合成単位数	算定単位
23	2601	病院療養療養環境減算	病院療養病床療養環境減算の基準に該当する場合	廊下幅が設備基準を満たさない場合	25 単位減算	−25	1日に
23	2700	病院療養医師配置減算	医師の配置について、医療法施行規則第49条の規定が適用されている場合		12 単位減算	−12	
23	2591	病院療短夜間勤務等看護加算Ⅰ	夜間勤務等看護加算	夜間勤務等看護(Ⅰ)	23 単位加算	23	
23	2592	病院療短夜間勤務等看護加算Ⅱ		夜間勤務等看護(Ⅱ)	14 単位加算	14	
23	2593	病院療短夜間勤務等看護加算Ⅲ		夜間勤務等看護(Ⅲ)	14 単位加算	14	
23	2594	病院療短夜間勤務等看護加算Ⅳ		夜間勤務等看護(Ⅳ)	7 単位加算	7	
23	2706	病院療短認知症緊急対応加算	認知症行動・心理症状緊急対応加算(7日間限度)		200 単位加算	200	
23	2777	病院療短緊急短期入所受入加算	緊急短期入所受入加算(7日(やむを得ない事情がある場合は14日)を限度)		90 単位加算	90	
23	2704	病院療短若年性認知症受入加算1	若年性認知症利用者受入加算	(1)～(4)のサービス費を算定している場合	120 単位加算	120	
23	2705	病院療短若年性認知症受入加算2		(5)のサービス費を算定している場合	60 単位加算	60	
23	2920	病院療養短期送迎加算	送迎を行う場合		184 単位加算	184	片道に
23	2775	病院療養短期療養食加算	(6) 療養食加算(1日に3回を限度)		8 単位加算	8	1回に
23	2714	病院療養短期認知症専門ケア加算Ⅰ	(7) 認知症専門ケア加算	(一)認知症専門ケア加算(Ⅰ)	3 単位加算	3	1日に
23	2715	病院療養短期認知症専門ケア加算Ⅱ		(二)認知症専門ケア加算(Ⅱ)	4 単位加算	4	
23	2699	病院療短サービス提供体制加算Ⅰ	(9) サービス提供体制強化加算	(一)サービス提供体制強化加算(Ⅰ)	22 単位加算	22	
23	2707	病院療短サービス提供体制加算Ⅱ		(二)サービス提供体制強化加算(Ⅱ)	18 単位加算	18	
23	2701	病院療短サービス提供体制加算Ⅰ2		(二)サービス提供体制強化加算(Ⅰ)ロ	12 単位加算	12	
23	2702	病院療短サービス提供体制加算Ⅱ		(三)サービス提供体制強化加算(Ⅱ)	6 単位加算	6	
23	2703	病院療短サービス提供体制加算Ⅲ		(三)サービス提供体制強化加算(Ⅲ)	6 単位加算	6	
23	2709	病院療短処遇改善加算Ⅰ	(10) 介護職員処遇改善加算	(一)介護職員処遇改善加算(Ⅰ)	所定単位数の 26/1000 加算		1月に
23	2710	病院療短処遇改善加算Ⅱ		(二)介護職員処遇改善加算(Ⅱ)	所定単位数の 19/1000 加算		
23	2711	病院療短処遇改善加算Ⅲ		(三)介護職員処遇改善加算(Ⅲ)	所定単位数の 10/1000 加算		
23	2712	病院療短処遇改善加算Ⅳ		(四)介護職員処遇改善加算(Ⅳ)	(三)で算定した単位数の 90% 加算		
23	2713	病院療短処遇改善加算Ⅴ		(五)介護職員処遇改善加算(Ⅴ)	(三)で算定した単位数の 80% 加算		
23	2718	病院療短特定処遇改善加算Ⅰ	(11) 介護職員等特定処遇改善加算	(一)介護職員等特定処遇改善加算(Ⅰ)	所定単位数の 15/1000 加算		
23	2719	病院療短特定処遇改善加算Ⅱ		(二)介護職員等特定処遇改善加算(Ⅱ)	所定単位数の 11/1000 加算		
23	8300	病院療短令和3年9月30日までの上乗せ分	新型コロナウイルス感染症への対応		所定単位数の 1/1000 加算		

Ⅳ　特定入所者介護サービス費サービスコード　食費及び居住費（滞在費）の基準費用額

特定入所者介護サービス費サービスコード

食費及び居住費 滞在費)の基準費用額

ービスコード		サービス内容略称	算定項目				費用額(円)	算定単位
類	項目							
9	2111	短期生活食費	短期入所生活介護	食費		1,445 円	1,445	1日につき
9	2121	短期生活ユニット型個室		滞在費	ユニット型個室	2,006 円	2,006	
9	2122	短期生活ユニット型個室的多床室			ユニット型個室的多床室	1,668 円	1,668	
9	2123	短期生活従来型個室			従来型個室	1,171 円	1,171	
9	2124	短期生活多床室			多床室	855 円	855	
9	2211	短期老健食費	短期入所療養介護 介護老人保健施設)	食費		1,445 円	1,445	
9	2221	短期老健ユニット型個室		滞在費	ユニット型個室	2,006 円	2,006	
9	2222	短期老健ユニット型個室的多床室			ユニット型個室的多床室	1,668 円	1,668	
9	2223	短期老健従来型個室			従来型個室	1,668 円	1,668	
9	2224	短期老健多床室			多床室	377 円	377	
9	2311	短期療養食費	短期入所療養介護 介護療養型医療施設)	食費		1,445 円	1,445	
9	2321	短期療養ユニット型個室		滞在費	ユニット型個室	2,006 円	2,006	
9	2322	短期療養ユニット型個室的多床室			ユニット型個室的多床室	1,668 円	1,668	
9	2323	短期療養従来型個室			従来型個室	1,668 円	1,668	
9	2324	短期療養多床室			多床室	377 円	377	
9	2711	短期医療院食費	短期入所療養介護 介護医療院)	食費		1,445 円	1,445	
9	2721	短期医療院ユニット型個室		滞在費	ユニット型個室	2,006 円	2,006	
9	2722	短期医療院ユニット型個室的多床室			ユニット型個室的多床室	1,668 円	1,668	
9	2723	短期医療院従来型個室			従来型個室	1,668 円	1,668	
9	2724	短期医療院多床室			多床室	377 円	377	
9	5111	福祉施設食費	介護老人福祉施設	食費		1,445 円	1,445	
9	5121	福祉施設ユニット型個室		居住費	ユニット型個室	2,006 円	2,006	
9	5122	福祉施設ユニット型個室的多床室			ユニット型個室的多床室	1,668 円	1,668	
9	5123	福祉施設従来型個室			従来型個室	1,171 円	1,171	
9	5124	福祉施設多床室			多床室	855 円	855	
9	5211	保健施設食費	介護老人保健施設	食費		1,445 円	1,445	
9	5221	保健施設ユニット型個室		居住費	ユニット型個室	2,006 円	2,006	
9	5222	保健施設ユニット型個室的多床室			ユニット型個室的多床室	1,668 円	1,668	
9	5223	保健施設従来型個室			従来型個室	1,668 円	1,668	
9	5224	保健施設多床室			多床室	377 円	377	
9	5311	療養施設食費	介護療養型医療施設	食費		1,445 円	1,445	
9	5321	療養施設ユニット型個室		居住費	ユニット型個室	2,006 円	2,006	
9	5322	療養施設ユニット型個室的多床室			ユニット型個室的多床室	1,668 円	1,668	
9	5323	療養施設従来型個室			従来型個室	1,668 円	1,668	
9	5324	療養施設多床室			多床室	377 円	377	
9	5511	介護医療院食費	介護医療院	食費		1,445 円	1,445	
9	5521	介護医療院ユニット型個室		居住費	ユニット型個室	2,006 円	2,006	
9	5522	介護医療院ユニット型個室的多床室			ユニット型個室的多床室	1,668 円	1,668	
9	5523	介護医療院従来型個室			従来型個室	1,668 円	1,668	
9	5524	介護医療院多床室			多床室	377 円	377	

水口錠二（みずぐち・じょうじ）

1968 年大阪府生まれ。医療コンサルタント。一般社団法人日本医療報酬調査会理事。医療機関勤務、医療系教育機関の事務局長を経て、独立。現在は医療コンサルタントとして活躍。医療事務等の検定試験もおこなっている。大学、専門学校等の多くの高等教育機関等で医療経営・医療法規に関する講義をおこなっている。また、医療機関の請求指導・業務改善、調査等のコンサルティング業務、書籍・雑誌等への執筆、講演、テレビ・ラジオのコメンテーターとしても活動中。
主な著書は『【最新 20-21 年版】ひとりで勉強できる調剤報酬請求事務・練習ノート』『【最新 20-21 年版】ひとりで勉強できる医療事務・練習ノート〈診療報酬請求事務・超入門編〉』（ぱる出版刊）、『賢者のための COPD バイブル』（幻冬舎刊）、『医者代クスリ代が半分になる方法』（ゴマブックス刊）、『よくわかる診療報酬算定の実務』『診療報酬算定の実務』（一般社団法人日本医療報酬調査会刊）など多数。
〈連絡先〉
〒659-0013　兵庫県芦屋市岩園町 23-45　シャトル岩園 203 号
一般社団法人 日本医療報酬調査会
TEL0797-61-8701　http://www.j-medical.org
※質問指導はおこなっておりません。

いちばんやさしい「介護事務《かいごじむ》」超入門《ちょうにゅうもん》

2021年 6 月 18日　初版発行
2023年 6 月 8 日　4 刷発行

著者　水口錠二
発行者　和田智明
発行所　株式会社 ぱる出版

〒160-0011　東京都新宿区若葉 1-9-16
03(3353)2835 ― 代表　03(3353)2826 ― FAX
03(3353)3679 ― 編集
振替　東京 00100-3-131586
印刷・製本　中央精版印刷(株)

ISBN978-4-8272-1280-8　C2047